ARCHIV FÜR TIERERNÄHRUNG

UNTER MITWIRKUNG VON

Prof. Dr. Dr. W. Lenkeit, Göttingen. Prof. Dr. K. Nehring, Rostock
Prof. Dr. Dr. Dr. h. c. Dr. h. c. Dr. h. c. A. Scheunert, Potsdam-Rehbrücke
Prof. Dr. Dr. W. Wöhlbier, Stuttgart-Hohenheim

HERAUSGEGEBEN VON

ERNST MANGOLD

Prof. Dr. med. Dr. phil. Dr. med. vet. h. c. Dr. agr. h. c. Dr. agr. h. c.
Direktor em. des Instituts für Tierernährungslehre
der Humboldt-Universität Berlin

6. BAND
Ausgegeben am 31. AUGUST 1956
HEFT

5

AKADEMIE-VERLAG · BERLIN

ARCH. TIERERNÄHRUNG · 6. BAND NR. 5 · S. 257–308 · BERLIN · 1. OKTOBER 1956

INHALT

Das Archiv für Tierernährung erscheint zweimonatlich in Heften zu 64 Seiten im Format 17,5 × 25 cm. Der Preis des Heftes beträgt DM 8,50. 6 Hefte werden zu einem Band vereinigt. Der Besteller muß sich zur Abnahme eines Bandes verpflichten. Die Hefte werden jeweils einzeln berechnet. Im Jahre erscheint nicht mehr als 1 Band. Bestellungen werden direkt an den Akademie-Verlag GmbH., Berlin W 8, Mohrenstraße 39 oder über eine wissenschaftliche Buchhandlung erbeten.

Manuskriptsendungen — zugelassen sind die vier Kongreßsprachen — sind an den Herausgeber, Herrn Prof. Dr. Ernst Mangold, Berlin N 4, Invalidenstr. 42, zu richten. Mit der Veröffentlichung geht das alleinige Verlagsrecht an das Archiv für Tierernährung über. Daher müssen Arbeiten, die bereits an anderer Stelle veröffentlicht worden sind, zurückgewiesen werden. Die Verfasser verpflichten sich, Manuskripte, die vom Archiv für Tierernährung angenommen worden sind, nicht an anderer Stelle zu veröffentlichen.

Die Verfasser erhalten von größeren wissenschaftlichen Arbeiten 50 Sonderdrucke unentgeltlich Den Manuskripten beiliegende Zeichnungen müssen sauber, in zweifacher Größe ausgeführt sein. Wenn sie nicht voll reproduktionsfähig nach den Vorschriften des Normblattes DIN 474 eingereicht werden, ist die Beschriftung nur mit Bleistift einzutragen. Zur Herstellung von Netzätzungen sind nur einwandfreie Photographien brauchbar.

Für alle Literaturzitate sind die Vorschriften des Normblattes DIN 1502 und 1502 Beiblatt I maßgebend. Die Zitate müssen den Verfasser (mit den Anfangsbuchstaben der Vornamen), den vollständigen Titel der Arbeit und die Quelle mit Band, Seitenzahl und Erscheinungsjahr enthalten. Das Literaturver zeichnis soll alphabetisch geordnet sein.

Herausgeber und verantwortlich für den Inhalt: Prof. Dr. med. Dr. phil. Dr. med. vet. h. c. Dr. agr. h. c. Dr. agr. h. c. Ernst Mangold, Berlin N 4, Invalidenstraße 42 (Fernruf 42 49 64). Verlag: Akademie-Verlag GmbH., Berlin W 8, Mohrenstraße 39 (Fernruf: 20 03 86); Postscheckkonto: 350 21. Bestell- und Verlagsnummer dieses Heftes 1010/VI/5. Das Archiv für Tierernährung erscheint vorläufig jährlich in 1 Band zu 6 Heften. Bezugspreis je Einzelheft DM 8.50, ausschließlich Porto und Verpackung. Satz und Druck: Robert Noske, Borna (Bez. Leipzig). Veröffentlicht unter der Lizenz-Nr. 1213 des Amtes für Literatur und Verlagswesen der Deutschen Demokratischen Republik. Printed in Germany.

Aus dem Institut für Tierernährung der Martin-Luther-Universität Halle-Wittenberg
(Direktor: Prof. Dr. A. COLUMBUS)

A. COLUMBUS und M. ZAUSCH

Eine Anlage für langdauernde Respirationsversuche an mittelgroßen Tieren (Schweine, Schafe, Ziegen)

I. Einleitung

Die Stoffwechselrhythmik, welche sich aus einer periodisch erfolgenden Nahrungsaufnahme ergibt, aber auch aus den tageszeitlich bedingten, wechselnden Stoffwechselabläufen im Organismus resultiert, ist der Grund für eine jeweils 24-stündige Versuchseinheit, wie sie von den Versuchsanstellern in der Regel durch die Zeitspanne von 8.00 Uhr bis 8.00 Uhr des folgenden Tages eingehalten wird. Bei Gesamtstoffwechseluntersuchungen werden unter der Voraussetzung, daß der Gasstoffwechsel der Versuchstiere durch möglichst gleichmäßige Fütterungs- und Haltungsbedingungen während sämtlicher Einzeltage innerhalb einer Versuchsperiode weitgehend konstant bleibt, im Rahmen eines Stoffwechselversuches meist 3-4 Respirationstage eingeschaltet, deren gemittelte Gasstoffwechseldaten auf den ganzen Versuch übertragen werden. Auf diese Weise sind die umfangreichen Untersuchungen, insbesondere von O. KELLNER und G. FINGERLING, durchgeführt worden, welche neben der Möglichkeit einer Futterwertmessung auch die Aufstellung von Futterbedarfsnormen gestatteten. Aber erst ein langdauerndes Respirationsverfahren ermöglicht unabhängig von einer Interpolation der gasanalytischen Daten der bisher üblichen wenigen Respirationstage eine Erfassung der Gasstoffwechselprodukte parallel zu den festen und flüssigen Stoffwechselendprodukten. Neben der Aufstellung der üblichen Stoffwechsel-Bilanzen lassen sich dadurch auch solche Stoffwechselvorgänge bearbeiten, deren Auswirkungen sich über längere Zeitabschnitte erstrecken.

Aus diesen Erwägungen heraus wurde bereits im hiesigen Institut für langdauernde Respirationsversuche an Albino-Ratten ein Doppelkammersystem [2] entwickelt, dem ein Luftführungsprinzip von STRUSS [7] zugrunde liegt. Dieses Prinzip garantiert eine gleichmäßige Gaszusammensetzung in den beiden Tierkammern und gestattet dadurch einen Käfigwechsel des Tieres einschließlich der erforderlichen Betreuung ohne Versuchsunterbrechung. Eine Übertragung dieses Luftführungsprinzips auf größere Respirationskammern mit den dabei erforderlichen Schleusen wurde gleichfalls beschrieben [7] und ist bei der Entwicklung der neuen Respirationsanlage in Anwendung gebracht worden.

Richtungweisend sind bei der Errichtung von Respirationsanlagen für landwirtschaftliche Nutztiere nach der Methode PETTENKOFER/VOIT die für die experimentelle Begründung der Fütterungslehre so bedeutsam gewordenen Anlagen von HENNEBERG [4], von G. KÜHN mit den methodischen und apparativen Verbesserungen durch KELLNER [5] und FINGERLING [9], die kombinierte Anlage von ZUNTZ [10] und insbesondere diejenige von MÖLLGAARD [6]. Sie gestatten bei einer Versuchsdauer von 24 Stunden – bei MÖLLGAARD auch 48 Stunden – die Erfassung der CO_2- und CH_4-Produktion des Tieres und z. T. auch die Ermittlung des O_2-Verbrauches. Gegenüber diesen bisher gebräuchlichen Respirationsanlagen weist die Neuanlage auf Grund der angestrebten Langfristigkeit der Versuchsanstellung eine Reihe von Abweichungen auf, die Anlaß zu den nachfolgenden Ausführungen geben.

II. Hauptteile und Aufbau der Anlage

In Anpassung an die gegebenen Räumlichkeiten wurde eine *Anlage zur Durchführung langdauernder Respirationsversuche für jeweils drei Schweine, Schafe oder Ziegen* entwickelt. Sie umfaßt die folgenden *Hauptteile*:

Vorversuchsraum, in welchem sich die Tiere während der Vorperiode zum nachfolgenden Gesamtstoffwechsel befinden.

Respirationskammern einschließlich eines Umluftsystems.

Gasuhren zur Volumenmessung der Versuchsluft.

Einrichtungen zur Probenahme und Gasanalyse der Frisch- und Versuchsluft.

Klimaanlage zur Erzeugung temperatur- und feuchtigkeitskonstanter Versuchsfrischluft sowie zur Raumklimatisierung.

Pumpenaggregat zur Erzeugung des gewünschten Luftdurchsatzes.

Die Anlage wurde in einem unterkellerten Gebäudeflügel errichtet, und zwar so, daß trotz möglichst kurzer Luftführungsleitungen doch alle arbeitstechnischen Gesichtspunkte berücksichtigt sind. Die Raumaufteilung und -ausrüstung geht aus den zwei Bauskizzen (Abb. 1 a u. 1 b) hervor, in die zur Wahrung der erforderlichen Übersicht nur technisch wesentliche Anlagenteile aufgenommen worden sind. Abb. 1 a vermittelt den Grundriß des Erdgeschosses sowie einen Längsschnitt des Erdgeschosses und des Kellers von der Fensterseite des Gebäudes aus gesehen, während auf Abb. 1 b der Grundriß des Kellers und ein Längsschnitt von der Gangseite aus wiedergegeben wird. Die Räume sind mit römischen, die Einzelteile der Respirationsanlage mit arabischen Ziffern bezeichnet. Zur weiteren Orientierung über verschiedene Anlagenteile sind Detailzeichnungen mit Buchstabensignatur sowie Fotographien beigefügt.

Die Durchführung von Respirationsversuchen erfordert die exakte Einhaltung aller der Bedingungen, die bereits bei Stoffwechselversuchen zu beachten sind. Ein gleichbleibendes Versuchsfutter, das eine normale Verdauung gewährleistet und an das das Versuchstier gewöhnt werden muß, ist zu den festgelegten Futterzeiten in der Form zu verabreichen, die vom Tier willig und möglichst ohne Futterrest aufgenommen wird. Während der Vorperiode sind die Tiere bereits an die Verhältnisse des Hauptversuches zu gewöhnen. Demgemäß befinden sich die Versuchstiere sowohl während einer gewissen Eingewöhnungszeit als auch für die Dauer der Vorperiode im Stoffwechselraum (I) bereits in den Stoffwechselboxen (1), in welchen sie in die Respirationskammern eingefahren werden.

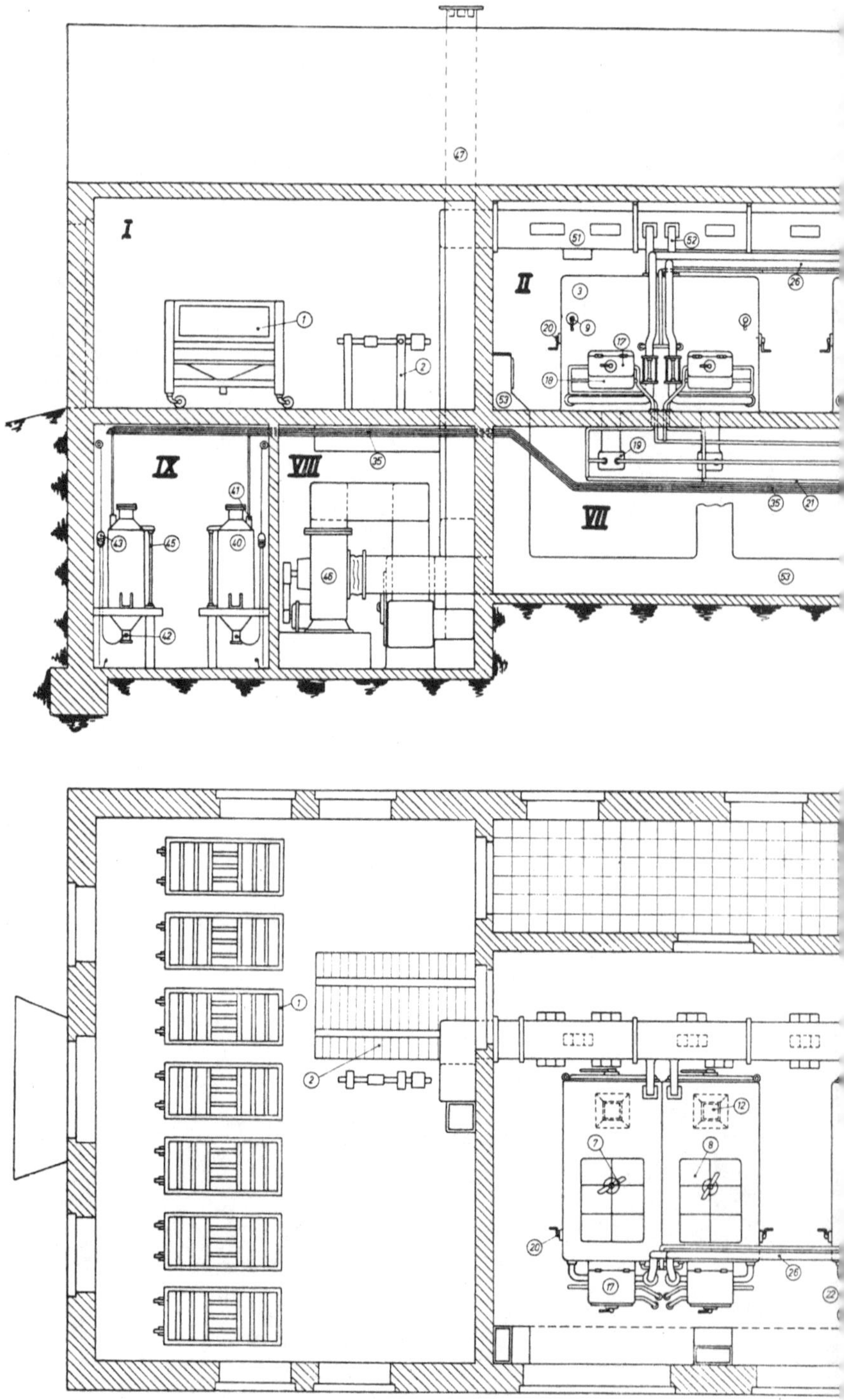

Abb. 1 a Respirationsversuche
Grundriß Erdgeschoß unschnitt

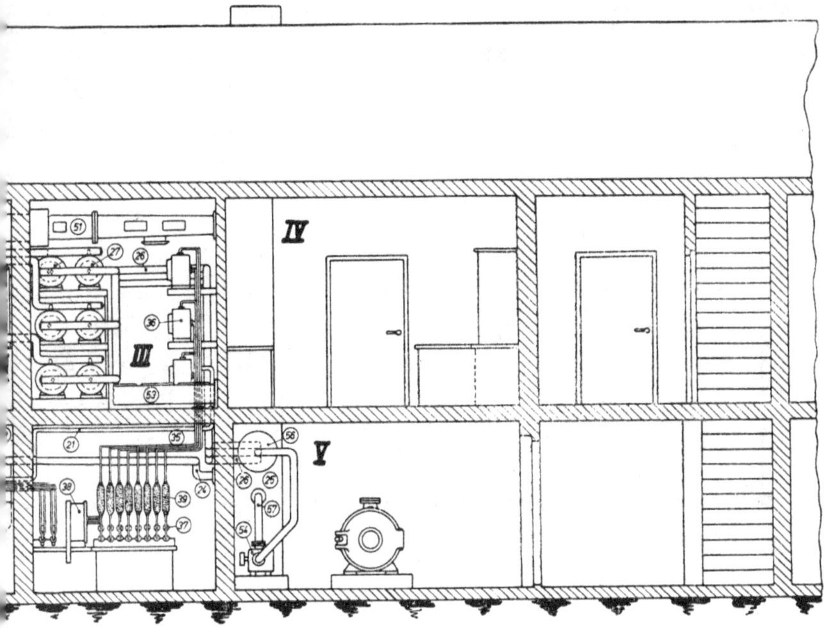
51
27
26
36
III
53
IV
21
35
38
39
24
37
56
V
26
25
57
54

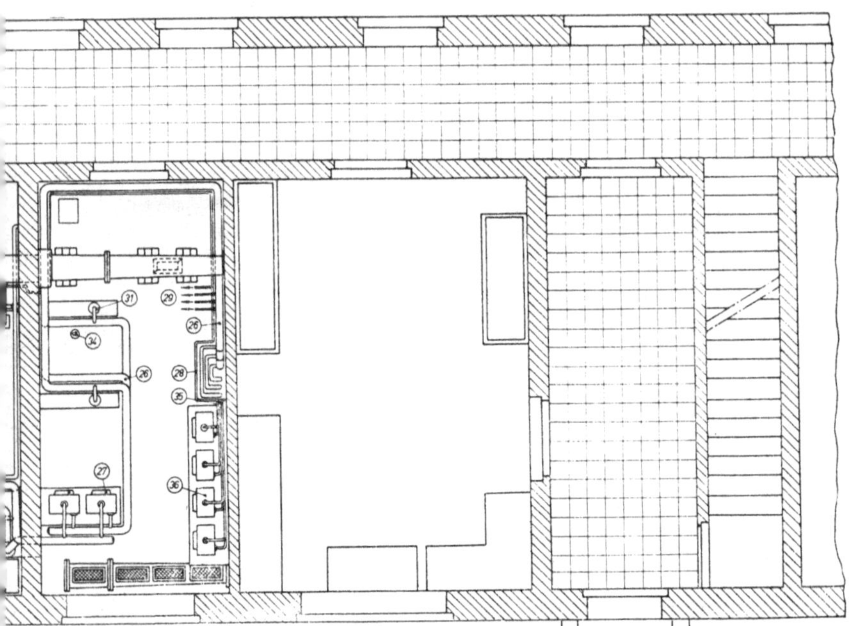
31
29
34
26
26
28
35
27
36

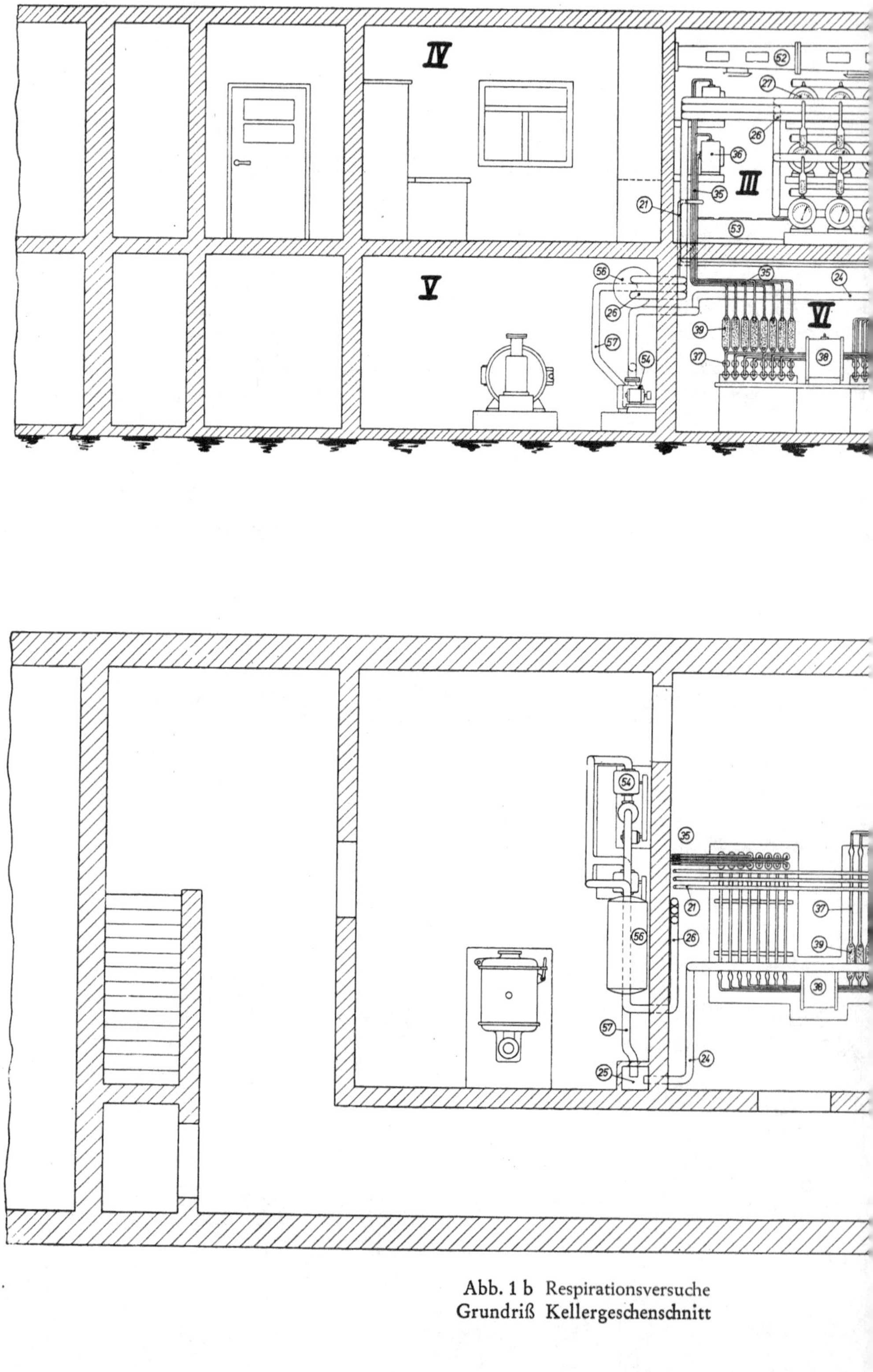

Abb. 1 b Respirationsversuche
Grundriß Kellergeschenschnitt

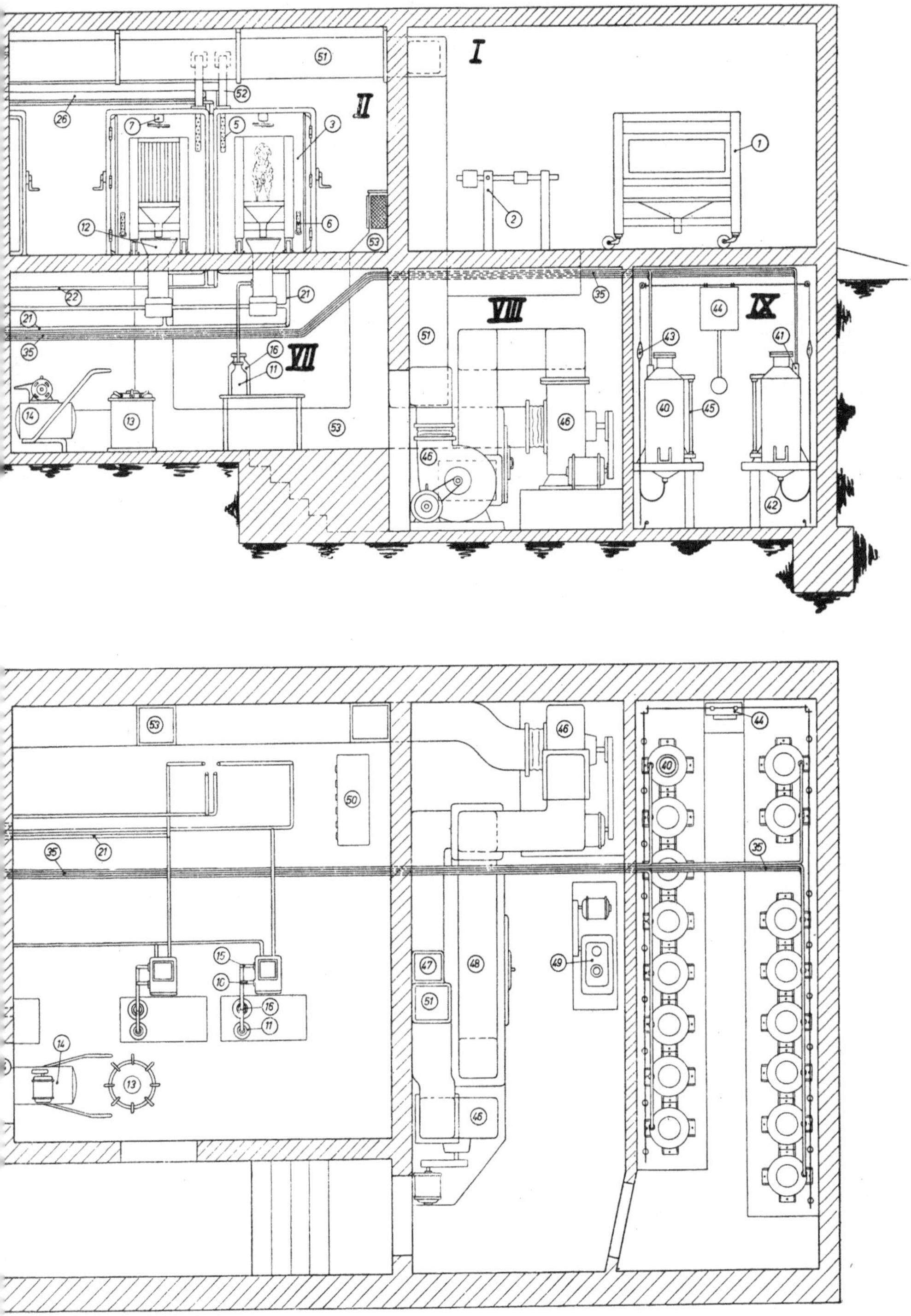
I
II
VII
VIII
IX
1
2
3
5
6
7
10
11
12
13
14
15
16
21
22
26
35
40
41
42
43
44
45
46
47
48
49
50
51
52
53

Bezeichnungen zu Abb. 1 a und 1 b, Respirationsanlage:

I Stoffwechselraum
II Respirationsraum
III Gasuhrenraum
IV Labor
V Pumpenraum
VI Pettenkoferraum
VII Kotschleusenraum
VIII Klimaanlage
IX Rezipientenkeller

1 Stoffwechselboxe
2 Waage
3 Respirationskammer
4 Tür
5 Stutzen für Frischluftzufuhr
6 Stutzen für Versuchsluftabsaugung
7 Ventilator
8 Fenster der Kammerdecke
9 Winde für Boxenseitenwand
10 Milchabflußleitung
11 Milchsammelflasche
12 Kottrichter
13 Kessel mit dest. Wasser
14 Kompressor
15 Harnabflußleitung
16 Harnsammelflasche
17 Futterschleuse
18 Futterrestschleuse
19 Kotschleuse
20 Winde für Futtersperrgitter
21 Spülluftzuleitung
22 Spülluftableitung
23 Ventilationspumpe
24 Abluftrohr
25 Abluftschacht
26 Versuchsluftleitung
27 Gasuhr
28 Frischluftleitung
29 Anschluß für physikalische Gasanalyse
30 Gasanalysenapparat nach HALDANE-CARPENTER
31 Probenahmezylinder
32 Uhrenantrieb
33 Triebwelle
34 Niveaugefäß
35 Gasprobeleitung
36 kleine Gasuhr
37 Pettenkoferröhre
38 Methanverbrennungsofen
39 Natronkalkröhre
40 Rezipient
41 Saugstutzen
42 Entleerungsstutzen
43 Niveaugefäß
44 Uhrenantrieb
45 Wasserstandsglas
46 Ventilator
47 Frischluftkanal
48 Wäscher
49 Kühlaggregat
50 Schaltschrank
51 Belüftungskanal
52 Belüftungsstutzen
53 Entlüftungskanal
54 Saugpumpe
55 Strömungsmesser
56 Pufferkessel
57 Abluftleitung

Nach unseren bisherigen Erfahrungen besteht die Möglichkeit, auf die störenden Stoffwechselgeschirre zu verzichten und den Versuchstieren einen Teil ihrer Bewegungsfreiheit zu gewähren. Die im hiesigen Institut gebräuchlichen Boxen bedurften lediglich einiger Änderungen zur Anpassung an die Respirationskammern. Während für Schweine eine spezielle Stoffwechselboxe (Abb. 2) er-

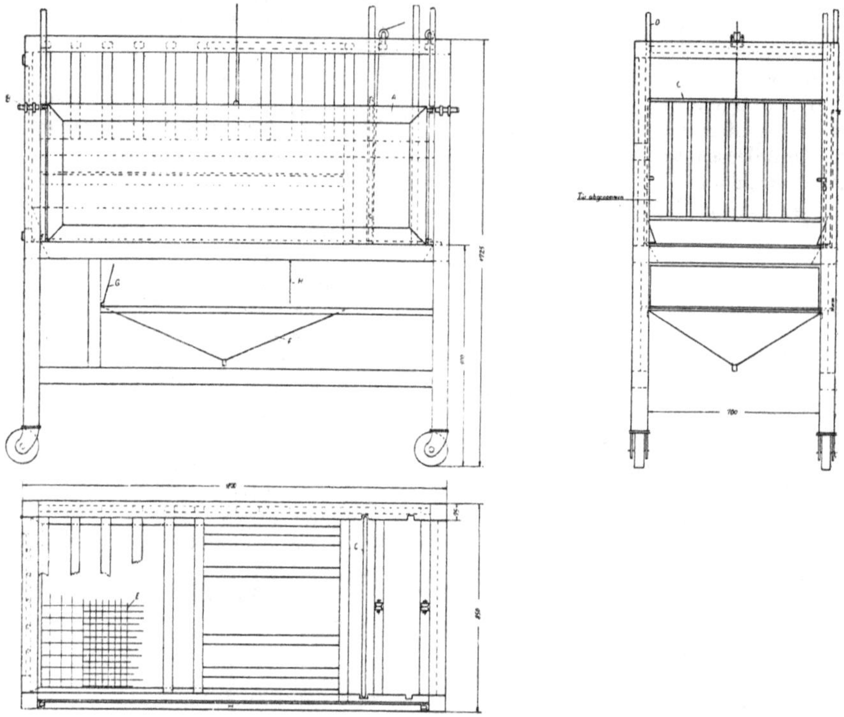

Abb. 2 *Stoffwechselboxe für Schweine:*

A Seitenwand
B Verriegelung
C Futtersperrgitter
D Führungsschienen
E Standrost
F Harntrichter
G Blech für Kot- und Harntrennung
H Harnabweisblech

forderlich ist, kann für Schafe und Ziegen ein Boxentyp (Abb. 3) gemeinsam verwendet werden. Die Detailzeichnungen veranschaulichen im Grundriß, Seitenriß und Aufriß die wesentlichen Boxenteile (s. auch Abb. 4 u. 5).

Der Grundaufbau, ein teils abgeschlossener, teils mit Sparren versehener Holzkasten von 180 cm Länge, 85 cm Breite und 82,5 cm Höhe, der an vier beräderten Standholmen verankert ist, ist bei beiden Boxenarten derselbe. Die Kästen sind an den erforderlichen Stellen mit verzinktem Eisenblech ausgeschlagen, wodurch ein Benagen des Holzes durch das Versuchstier sowie eventuelle Harnverluste vermieden werden. Die Seitenwand (A) kann nach zwei Richtungen bewegt werden. Während der Vorperiode läßt sie sich nach dem Lösen einer Verriegelung

(B) um einen in 90 cm Höhe befindlichen Schwenkstift nach unten klappen, in der Respirationskammer kann sie wegen des fehlenden Seitenplatzes nur mittels eines Seiles in einer U-Schienen-Führung senkrecht in die Höhe gezogen werden. Beide Male wird das Versuchstier, welches in 90 cm Höhe auf einem Standrost

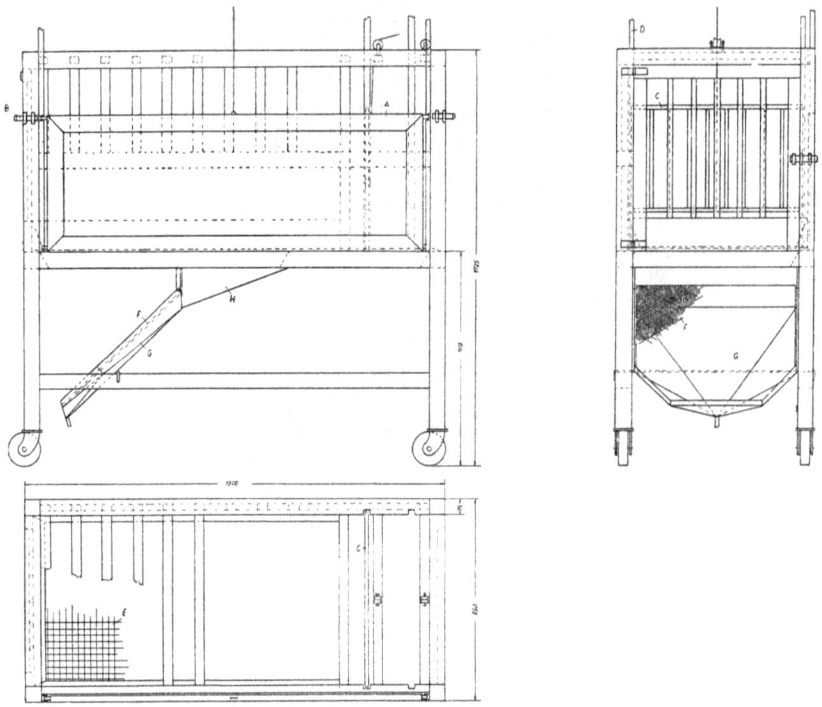

Abb. 3 *Stoffwechselboxe für Schafe und Ziegen:*

A Seitenwand
B Verriegelung
C Futtersperrgitter
D Führungsschienen
E Standrost
F Kotrost
G Harntrichter
H Harnabweisblech

steht, so freigegeben, daß eine Wartung (Melken, Beseitigung von Futterresten) in handlicher Weise erfolgen kann. In Trogwannen befindliche Futtertröge sind in die Zeichnungen nicht mit aufgenommen worden, da diese an den Schubstangen der Respirationskammern fest montiert sind. Während der Zeit der Vorfütterung kommen ähnliche Futtertröge zum Einsatz und werden von vorn an das Futtersperrgitter (C) geschoben. Für dieses Gitter sind zwei Führungsschienen (D) vorgesehen, durch die sich die Boxe in ihrer Länge jeweils auf die Größe des Versuchstieres einstellen läßt. Der Futtertrog wird freigegeben, indem das Futtersperrgitter durch einen Seilzug über eine Rolle nach oben gezogen wird.

Zwischen den beiden Boxentypen bestehen Unterschiede in Bezug auf das Anlegen der Versuchstiere, die Standroste und die Vorrichtungen zum Ableiten

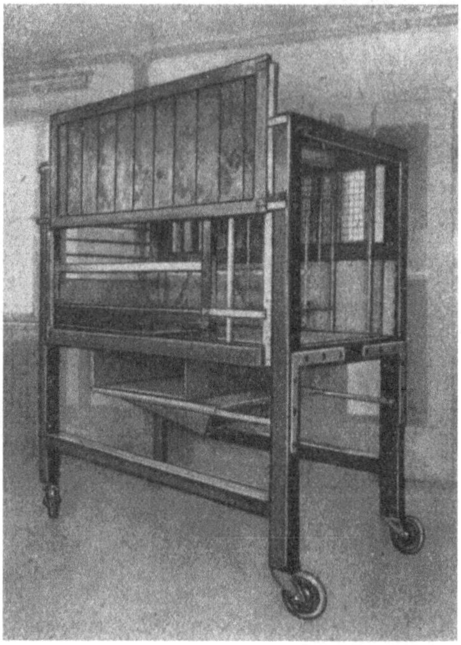

Abb. 4 Stoffwechselboxe für Schweine

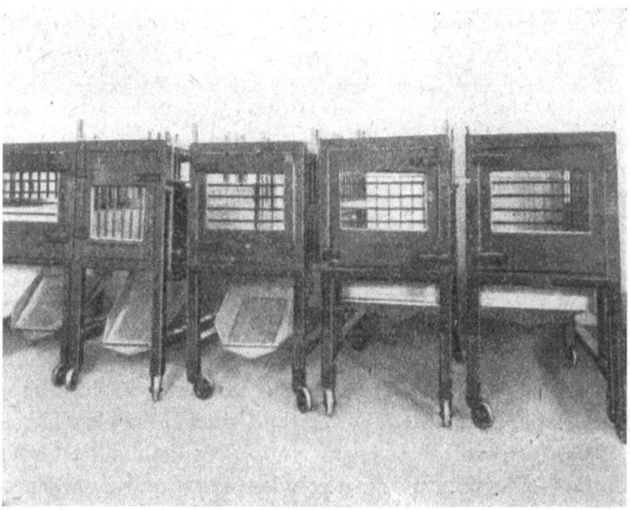

Abb. 5 Stoffwechselboxen für Schafe und Ziegen sowie für Schweine

der Exkremente. Die Schweine bekommen einen bequemen Brustgurt und werden durch zwei dünne Ketten jeweils so angelegt, daß sie mit den Hinterbeinen noch auf dem engmaschigen Teil des Standrostes stehen. Der Standrost (E) besteht aus 4 mm starkem verzinkten Drahtgeflecht und hat einen engmaschigen Teil mit einer lichten Maschenweite von 20 mm, so daß die Schweine darauf gut stehen und liegen können, aber auch der Harn ungehindert in den darunter befindlichen Harntrichter (F) abfließen kann. Die letzten 30 cm des Rostes am Boxenende haben eine lichte Maschenweite von 50 mm. Bei normaler Konsistenz fällt der Kot einwandfrei durch diese Öffnungen in einen Kotsammelbehälter. Gelegentlich verbliebene Reste können mit einem Spatel leicht weiterbefördert werden. Zur besseren Kot- und Harntrennung dient ein verstellbares Trennblech (G). Ein Abweisblech (H) und zwei weitere verzinkte Bleche sind eingebaut, um Harnverluste zu vermeiden.

Schafe und Ziegen werden lediglich mit einem lockeren Halsband angelegt, um sie an Kehrtwendungen innerhalb der Boxe zu hindern. Der Standrost aus 4 mm starkem verzinkten Drahtgeflecht gewährleistet bei 20 mm lichter Maschenweite einen wochenlangen Aufenthalt der Versuchstiere ohne Beeinträchtigung ihrer Kondition. Zugleich läßt er Harn und Kotballen gut passieren. Während der Kot auf einem schräg angebrachten Kotrost (F) in ein Kotsammelgefäß abrollen kann, fließt der Harn durch diesen Rost gleichfalls hindurch, wird in einem Harntrichter (G) gesammelt und abgeleitet. Auch hier wird eventuellen Harnverlusten durch Abweisbleche (H) begegnet. Die Gewichtskontrolle der Versuchstiere erfolgt durch Subtraktion des bekannten Taragewichtes der Stoffwechselboxe von dem jeweils festzustellenden Bruttogewicht der Boxe einschließlich Versuchstier. Die Waage (2) befindet sich vor der Tür zum Respirationsraum (II), so daß die Stoffwechselboxen am Anfang und Ende jedes Respirationsversuches darüber fahren müssen und dabei gewogen werden können.

III. Einzelne Vorrichtungen

1. Respirationskammern einschließlich Umluftsystem.

Die Respirationskammern (3) sind im Respirationsraum (II) ortsfest aufgestellt und gegen den Fußboden luftdicht abisoliert. Abb. 6 zeigt eine Respirationskammer im Seitenriß und Aufriß, letzteren ohne die Tür (s. auch Abb. 7, 8 u. 9). Die drei Kammern stimmen in ihrer Bauweise mit Ausnahme des Längenmaßes – die mittlere ist 2,20 m, die beiden äußeren sind 2,00 m lang – völlig überein. Im Vergleich zu anderen, in der Literatur für mittelgroße Tiere beschriebenen Respirationskammern erscheinen die Höhen- und Seitenabmaße recht groß. Die Gesamthöhe von 2,20 m war gewählt, damit ein aufrechtstehender Versuchsbetreuer laktierende Tiere melken kann. Zugleich wird durch den relativ hohen Stand der Tiere das Abgleiten der Faeces auf den bereits erwähnten Kotrosten und Harnblechen der Stoffwechselboxen begünstigt. Das Seitenmaß der Kammern von 1,35 m ergab sich aus der Breite eines Stoffwechselkastens zuzüglich eines schmalen Ganges für den Versuchsbetreuer, der jeweils vor und nach einem Ver-

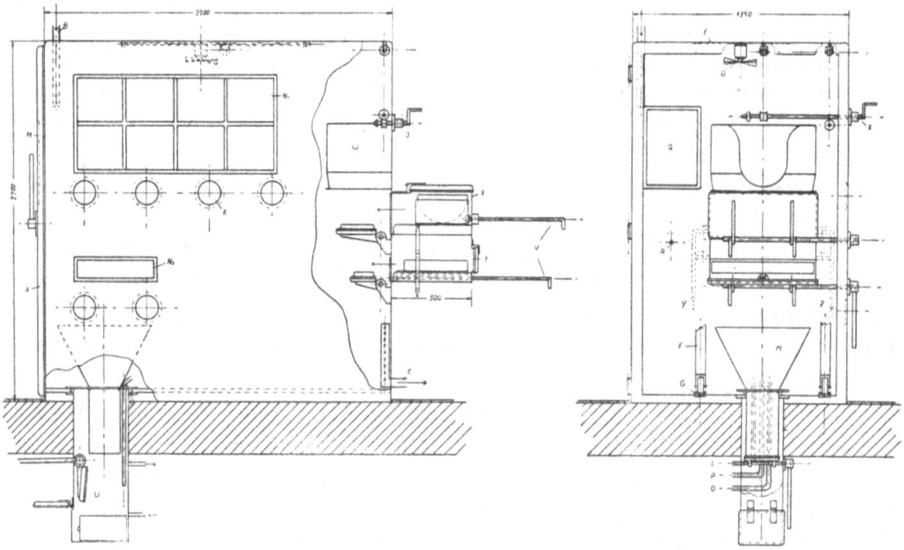

Abb. 6 *Respirationskammer für langdauernde Respirationsversuche:*

A Tür
B Frischluftzufuhr
C Versuchsluftabfuhr
D Ventilator
E Fenster der Kammerdecke
F Stoffwechselboxe (Standholme)
G Fahrschiene
H Türfenster
J Winde für Boxenseitenwand
K Aussparung für Handschuhe
L Milchabflußleitung
M Kottrichter
N $_{1+2}$ Seitenfenster
O Spülwasserleitung
P Harnabfluß
Qu Fenster der Vorderwand
R Trinkwasserzufluß
S Futterschleuse
T Futterrestschleuse
U Kotschleuse
V Schubstange
W Futterstreuschutz
X Winde für Futtersperrgitter
Y Spülluftzuleitung
Z Spülluftableitung

such am bereits in die Kammer eingefahrenen Stoffwechselkasten die erforderlichen Anschlüsse und Befestigungen zu koppeln bzw. zu lösen hat.

Die Kammerwände bestehen aus 3,5 mm starkem Eisenblech mit Winkeleisenverstrebung. Die Tür (A) (4) ist aus dem gleichen Material gefertigt und läßt sich mit ihrem Rahmengummipolster durch eine dreiseitige Verriegelung luftdicht abschließen. Die Belüftung der Kammer mit klimatisierter Frischluft erfolgt von einer Klimaanlage aus über einen mit Löchern versehenen Hohlstutzen (B) (5). Ein ebensolcher Stutzen (C) (6) dient der Absaugung der Versuchsluft, wobei die diagonale Anordnung der beiden sowie ein elektrisch betriebener Ventilator (D) (7) die gewünschte Durchmischung der Kammerluft gewährleisten.

Die Kammer erhält durch das in die Oberwand luftdicht eingepaßte Fenster (E) (8) Tageslicht sowie das Licht der Deckenbeleuchtung; daneben befinden sich im Inneren jeder Kammer zwei zusätzliche Beleuchtungskörper, die

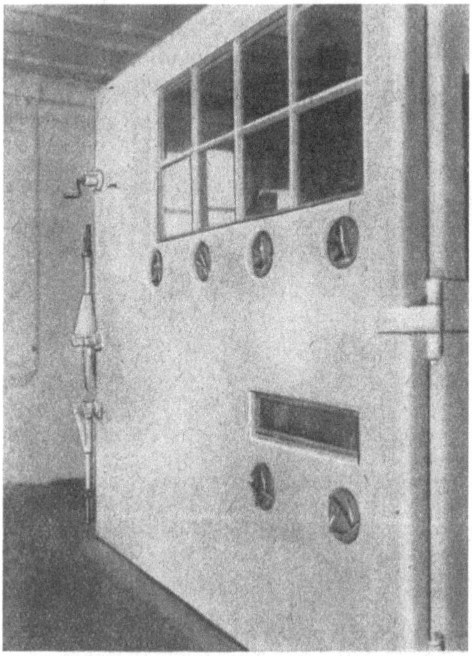

Abb. 7 Seitenansicht einer Respirationskammer

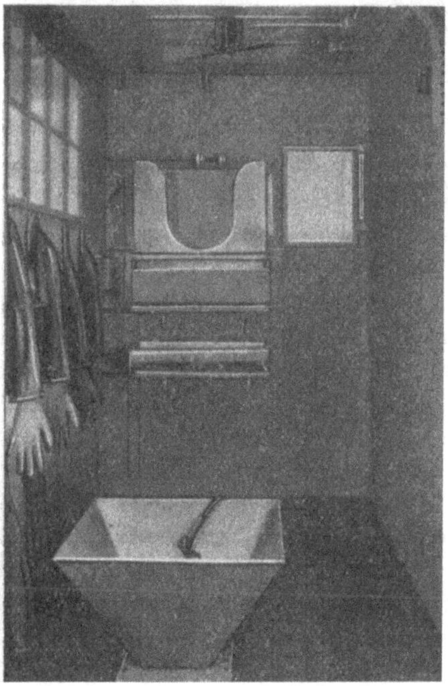

Abb. 8 Respirationskammer ohne Stoffwechselboxe

wie der Ventilator von außen bedient werden. Sämtliche weiteren Einrichtungen der Kammer sind in Übereinstimmung mit der Bauweise der Stoffwechselboxen so angelegt, daß eine langfristige Versuchsdurchführung ermöglicht wird.

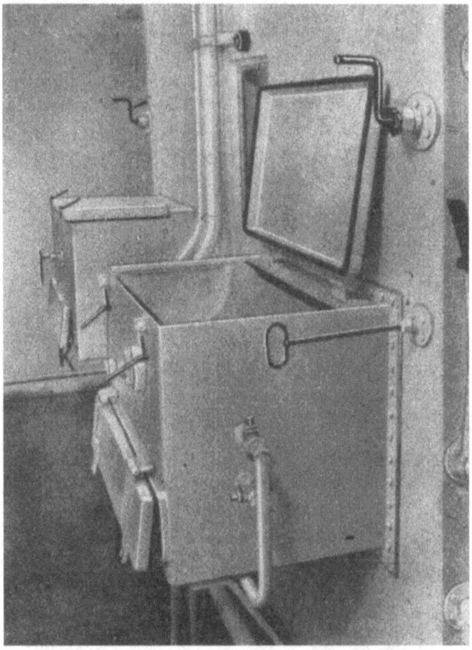

Abb. 9 Futter- und Futterrestschleusen der Respirationskammern

Die Stoffwechselboxe (F) wird auf Fahrschienen (G) so weit in die Respirationskammer eingefahren, daß der Futtertrog je nach Größe des Versuchstieres an das erste oder zweite Futtersperrgitter (Abb. 3 u. 4, C) heranreicht. An dieser Stelle wird die Boxe arretiert. Eine Möglichkeit zur Beobachtung der Versuchstiere ist durch die Fenster, die sich in den Türen der Respirationskammern (H) und in den Hintertüren der Stoffwechselboxen befinden, gegeben. Sie sind in die Rückwand eingebaut worden, weil hierdurch die Kontrolle über die Absetzung der Faeces erleichtert wird, ohne daß man dabei in das Blickfeld der Tiere gelangt, was zu deren Beunruhigung Anlaß geben könnte. Mit Hilfe einer luftdicht eingepaßten Winde (J) (9) kann eine Seitenwand der Stoffwechselboxe gehoben und damit das Versuchstier seitlich freigegeben werden. Dadurch wird bei Versuchen mit laktierenden Tieren das Melken mittels langschäftiger Gummihandschuhe ermöglicht, die im Oberarmabstand an den bullaugenartigen Aussparungen (K) der Seitenwand – in ähnlicher Weise wie bei MÖLLGAARD [6], jedoch ohne einen besonderen Milchkasten – luftdicht befestigt sind. Die Milch wird in einen ausschwenkbaren Trichter gemolken und fließt von dort durch die Abflußleitung (L) (10) in eine Milchsammelflasche (11). In der gleichen Weise kann eine Säuberung des Standrostes oder des Kottrichters (M) (12) von eventuellen Fäkalienresten manuell vorgenommen werden. Zur Beobachtung dieser Arbeitsvorgänge befinden sich in der Seitenwand zwei Fenster (N_1 u. N_2). Die Säuberung muß laufend erfolgen, damit die Exkremente quantitativ erfaßt werden und keine Zersetzung eintritt. Aus diesem Grunde müssen die harnableitenden Boxenteile öfters mit aqua dest. nachgespült werden. Das geschieht mit Hilfe einer Spritzpistole, die durch eine Spülwasserleitung (O) aus einem im Kotschleusenraum (VII) befindlichen Kessel (13) gespeist wird, der durch einen Kompressor (14) unter ständigem Überdruck steht. Harn und das beim Spülen verbrauchte dest. Wasser fließen vom Harntrichter der Stoffwechselboxe über die Harnabflußleitung (P) (15) zur Harnsammelflasche (16).

Bei den Stoffwechselboxen für Schafe und Ziegen befindet sich am vorderen Teil der Boxenaußenwand ein Trinkwassergefäß. Dieses liegt im Blickfeld des Fensters der Vorderwand (Qu) und kann mit Hilfe des durch einen Wasserstandsanzeiger kontrollierbaren Wasserzuflusses (R) gefüllt werden. Zur Entleerung und Reinigung des Wassergefäßes ist es mit einem Abflußventil versehen.

Während Harn und Milch durch luftdicht aufgesetzte Abflußleitungen in Sammelflaschen abfließen können, sind für die Futterversorgung, die Erfassung eventueller Futterstreuverluste und die Entfernung des Kotes Sondervorrichtungen – Schleusen – erforderlich, die nach einem wechselseitigen Zweiklappensystem sowohl eine Verbindung der Schleuse nach außen als auch zur Kammer gestatten. Jede Respirationskammer besitzt eine Futterschleuse (S) (17), eine Futterrestschleuse (T) (18) und eine Kotschleuse (U) (19).

Die mit Gummipolstern ausgestatteten äußeren Klappen lassen sich durch Flügelschrauben abschließen, während die inneren mit Hilfe von Schwenkhebeln, die durch Stopfbuxen luftdicht in die Kammerwandung eingepaßt sind, bewegt werden können. Stopfbuxen dienen auch zur Abdichtung der Eintrittsstellen der Schubstangen (V) in die Schleusenwand. Mittels dieser Stangen können Trogwanne einschließlich Futtertrog aus der Futterschleuse und der Futterrestkasten aus der Futterrestschleuse in das Kammerinnere geschoben oder aus der Kammer gezogen werden. Beide lassen sich durch Umlegen des Handgriffes in der Endstellung arretieren. In dieser Stellung liegt die Trogwanne mit ihrer Unterkante auf dem Standrost der Stoffwechselboxe auf, und der Futterrestkasten befindet sich zur Aufnahme eventueller Streuverluste unter dem Standrost im Bereich des Futtertroges und der Vorderbeine des Versuchstieres. Um Futterverlusten vorzubeugen, wie sie insbesondere durch das Schnauben der Ziegen auftreten können, ist ein Futterstreuschutz (W) angebracht. Weiter ist ein Futtersperrgitter (Abb. 2 u. 3, C) eingebaut, mit Hilfe dessen der Futtertrog – vom Versuchstier ungestört – eingeschleust werden kann. Nachdem der Futtertrog seine Endstellung erreicht hat, wird das Sperrgitter mittels einer luftdicht in die Kammerwand eingepaßten Winde (X) (20) an einem Seilzug über Rollen in die Höhe gezogen und somit der Futtertrog zum Fressen freigegeben.

Bei jedem Schleusenvorgang strömt Gas aus der Schleuse in die Respirationskammer oder in den umgebenden Raum. Der dadurch verursachte Fehler wurde bisher unter Berücksichtigung der Gaszusammensetzung und des Volumens durch Korrekturen rechnerisch ausgeschaltet. Diese langwierige Methode ist jetzt durch ein Umluftsystem (nach F. STRUSS [7]) ersetzt worden, dessen Wirkungsweise auf der Durchspülung des Schleusenraumes mit Versuchsluft beruht. Die Spülluft wird jeweils der Versuchsluftleitung derjenigen Respirationskammer entnommen, zu welcher die betreffende Schleuse gehört. Die Entnahmestelle muß hinter der Gasuhr, mit der das Gesamtvolumen der Versuchsluft erfasst wird, liegen. Die erforderlichen drei Spülluftleitungen (21) führen vom Gasuhrenraum (III) über den Pettenkoferraum (VI) zum Kotschleusenraum (VII), wo sich jede der Leitungen teilt und in die Kotschleuse sowie in die Futter- und Futterrestschleuse (Y) einmündet. Nach ihrem Austritt aus den Schleusen vereinigen sich die Spülluftableitungen (Z) (22) zu einer Sammelleitung, an welche eine Ventilationspumpe (23) angeschlossen ist. Bis zu dieser Stelle wird somit Versuchsluft aus der Versuchsluftleitung (26) zum Zwecke der Schleusenspülung angesogen, während die Luft nunmehr von der Pumpe durch ein Abluftrohr (24) in den Abluftschacht (25) gedrückt wird. Die Luftspülung der Schleusen erfolgt solange, bis der stationäre Zustand erreicht ist, bei welchem die prozentuale Gaszusammensetzung in der Schleuse dieselbe ist wie in der Respirationskammer. Sodann werden die Verschlußhähne an der Spülluftzuleitung und Spülluftableitung geschlossen, und die Schleusung selbst kann durchgeführt werden. Voraussetzung für eine beliebig oft zu wiederholende Schleusung, bei welcher die mit der Schleusung verbundene Volumenvergrößerung der Respirationskammer keinen Einfluß auf deren prozentuale Gaszusammensetzung auszuüben vermag, ist ein konstanter Gasdurchsatz der Respirationskammer. Dieser gleichbleibende Gasdurchsatz wird durch eine der Saugleistung der Ventilationspumpe (23) kompensatorisch entsprechende Drosselung der Saugpumpe (54) gewährleistet.

2. *Gasuhren.*

Die Versuchsluft gelangt, nachdem sie die Respirationskästen verlassen hat, in den Gasuhrenraum (III), wo das Gasvolumen mit Hilfe von Naßgasuhren gemessen und in einem Zählwerk registriert wird. An jede der drei Versuchsluftleitungen (26) sind drei Gasuhren (27) angeschlossen (Abb. 10). Bei einem Trommelinhalt von 20 Litern beträgt die Normalleistung einer Gasuhr 2 m^3/Std. Durch die Parallelschaltung von je drei Gasuhren an eine Versuchsluftleitung und ihre wahlweise Einsatzmöglichkeit ergibt sich – bei einem Meßbereich von 48 m^3 bis 144 m^3 pro Tag – eine große Anpassungsfähigkeit an die Luftdurchsatzmenge, die je nach Tiergröße und Versuchsanstellung variabel sein muß. Da die Gasuhren mit den zuführenden und den wegführenden Versuchsluftleitungen fest und luftdicht gekoppelt sind, wurden für die periodisch erforderlichen Nacheichungen zusätzliche Anschlußstutzen und Absperrventile vorgesehen, wodurch mehrfache Montagearbeiten erspart bleiben.

3. *Einrichtungen zur kontinuierlichen Gasprobenahme und Gasanalyse.*

Neben der Kenntnis des Gasvolumens ist die Feststellung der Gaszusammensetzung für die Auswertung von Respirationsversuchen von ausschlaggebender Bedeutung. Die Gasanalysen umfassen neben den Proben der Versuchsluft auch solche der Frischluft, die der Frischluftleitung (28), welche vom Belüftungskanal (51) gespeist wird, entstammen.

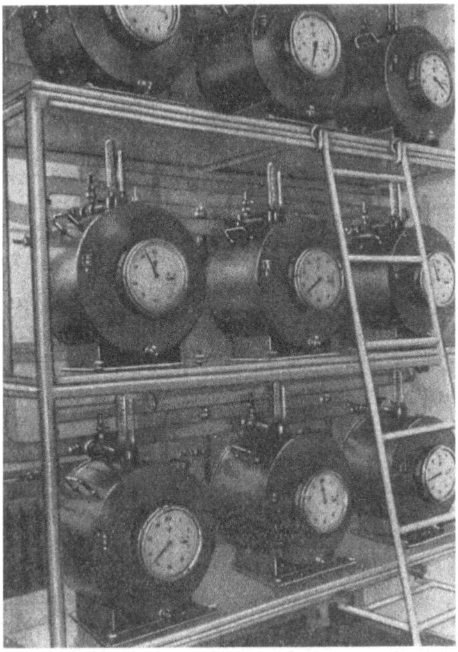

Abb. 10 Gasuhren zur Volumenmessung der Versuchsluft

Die Bestimmung der Gaszusammensetzung ist nach drei Methoden vorgesehen, die entweder zwei oder auch drei der in diesem Zusammenhang interessierenden Gasbestandteile O_2, CO_2 und CH_4 zu analysieren gestatten. Die erste Methode, die physikalische Gasanalyse, befindet sich hinsichtlich ihrer Eignung z. Zt. noch bis auf weiteres in Bearbeitung. Aus diesem Grunde sind in Abb. 1 lediglich die Anschlußstutzen (29) für die noch aufzustellenden physikalischen Meßgeräte verzeichnet.

Die z. Zt. gebräuchlichste Methode der Gasanalyse ist die mittels eines Gasanalysenapparates (30) nach HALDANE/CARPENTER. Eine Beschreibung der Apparatur sowie des Analysenganges erübrigt sich auf Grund der genügend vorhandenen einschlägigen Literatur (z. B. CARPENTER, LEE u. FINNERTY [1]). Daher soll hier nur auf die Funktionsweise der kontinuierlichen Probenahmeeinrichtung (Abb. 11 u. 12) eingegangen werden. Deren Ziel ist es, von dem in den Versuchsluftleitungen (A) (26) und der Frischluftleitung (28) befindlichen Luftstrom einen aliquoten Teil in Probenahmezylinder (B) (31) abzusaugen. Diese Zylinder sind mit Sperrflüssigkeit, die einen sehr geringen Absorptionskoeffizienten für Gase hat, gefüllt.

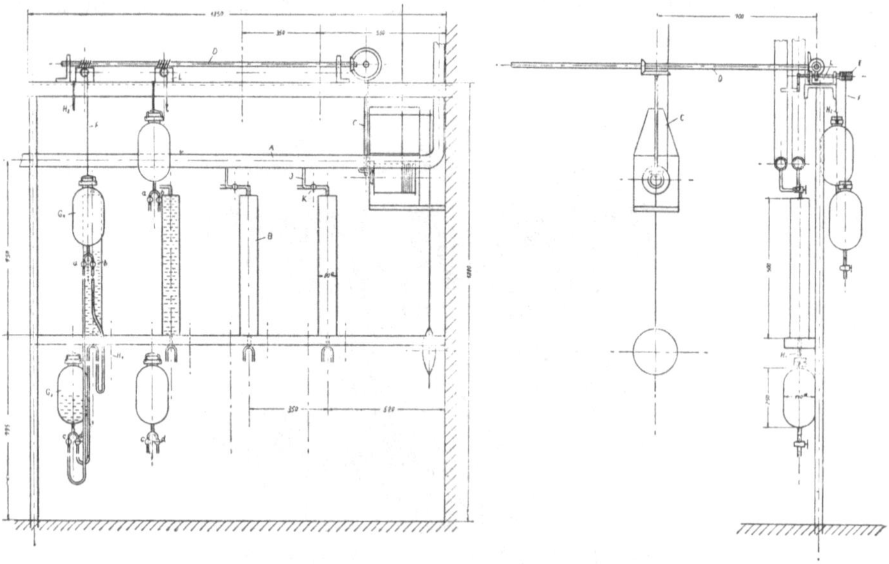

Abb. 11 *Anlage zur kontinuierlichen Probenahme von Gasen:*

A Versuchsluftleitung
B Probenahmezylinder
C Uhrenantrieb
D Triebwelle
E Seilrolle
F Seil
G_{1+2} Niveaugefäß
H_{1+2} Haken
J Kapillarrohr
K Patenthahn
L Schaltgetriebe

Unter Einhaltung völlig konstanter Gasdurchsatzbedingungen in den luftführenden Leitungen bedarf es zur Absaugung der Gasprobe eines ebenso gleichmäßig arbeitenden Triebwerkes, welches durch einen Uhrenantrieb (C) (32) gegeben ist. Der Uhrenimpuls wird über Triebwellen (D) (33) auf eine Seilrolle (E) übertragen, wodurch sich das an einem Perlonseil (F) aufgehängte Niveaugefäß (G_1) (34) langsam senkt. Das Niveaugefäß besitzt am Ausgangsstutzen zwei Hahnküken (a u. b) mit angeschlossenem Gummischlauch. Einer dieser Schläuche ist mit dem Probenahmezylinder von unten verbunden, während der andere zum Hahnküken (c) eines zweiten Niveaugefäßes (G_2) führt, welches an einem Haken (H_1) unterhalb des Probenahmezylinders aufgehängt ist. Dieses Gefäß besitzt ebenfalls eine Schlauchleitung zum Probenahmezylinder, doch ist diese Verbindung im Gegensatz zu den übrigen durch das Hahnküken (d) gesperrt. Senkt sich nun bei abrollendem Seil das daran aufgehängte Niveaugefäß (G_1), so fällt auch der Spiegel der Sperrflüssigkeit im Probenahmezylinder auf die Höhe des Glasrohres, welches die Hahnküken (a u. b) verbindet, wobei die Sperrflüssigkeit über b, a und c in das untere Niveaugefäß (G_2) abfließt. Gleichzeitig wird durch das an die Versuchsleitung angeschlossene Kapillarrohr (J) eine Gasprobe kontinuierlich in den Zylinder eingesogen.

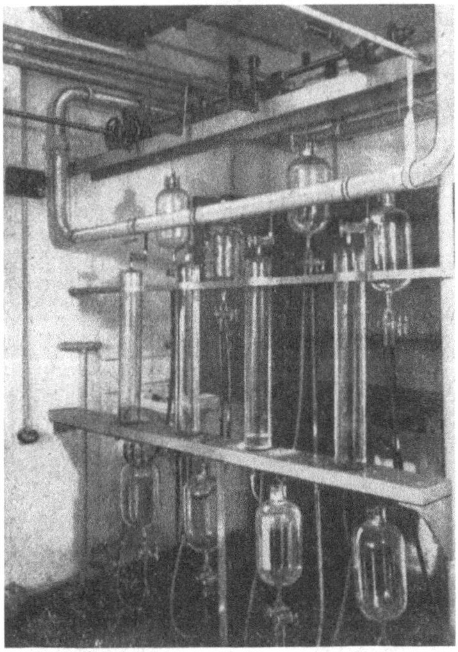

Abb. 12 Probenahmeanalyse für die Gasanalyse

Obwohl eine Probenahme in der Regel eine Versuchszeit von 24 Stunden umfaßt, läßt sich eine Gasprobe auch während einer längeren oder kürzeren Zeitspanne entnehmen, indem die Seilrollen gegen solche mit kleinerem oder größerem Durchmesser ausgetauscht werden. Da im Verlauf eines solchen Zeitabschnittes drei Versuchsluft- und eine Frischluftprobe anzusaugen sind, bedarf es zu einer langdauernden Versuchsanstellung der doppelten Anzahl von Probenahmezylindern. Während jeweils vier Stück in Betrieb sind, werden die anderen zum nächsten Einsatz vorbereitet. Zu diesem Zweck sind zunächst das Kapillarrohr (J) sowie die Hahnküken (a u. b) zu schließen. Dann hängt man das Niveaugefäß (G_1) an den unteren Haken (H_1). Das mit Sperrflüssigkeit gefüllte Niveaugefäß (G_2) wird am oberen Haken (H_2) aufgehängt und durch das Öffnen des Hahnkükens (d) die Verbindung zum Probenahmezylinder freigegeben. Betätigt man den Patenthahn (K), so kann das Gas durch eine Nebenleitung des Kapillarrohres in eine an dieses Rohr anzuschließende Gaspipette gedrückt werden. Diese Gaspipette dient als Vorrats- und Transportgefäß zur Gasanalyse.

Die Seilrolle, die während des Probenahmevorganges von der Triebwelle über ein Schneckenrad bewegt wird, läßt sich durch ein Schaltgetriebe (L) vom Getriebesystem lösen. Eine Handkurbel mit Sperrklinke ermöglicht nun den Aufzug des Seiles in die Ausgangsposition. Wird weiterhin das Niveaugefäß (G_2) an den Seilhaken gehängt, das Kapillarrohr sowie das Hahnküken (a) geöffnet und das Schaltgetriebe wieder eingerastet, so kann eine neue Gasprobe angesaugt werden.

Die dritte der zum Einsatz kommenden Gasanalysenmethoden gestattet leider keine Sauerstoffbestimmung. Es handelt sich um eine Absorptionsanlage für Kohlendioxyd und Methan nach PETTENKOFER. Das Arbeitsprinzip, insbesondere nach den durch FINGERLING[9] vorgenommenen Veränderungen, ist bereits in der Literatur beschrieben. Gegenüber dem bekannten Aufbau wurde bei der Neuanlage eine Erweiterung dahingehend getroffen, daß die durch Rezipienten (40) angesogene Gasprobe entsprechend der Langfristigkeit der Respirationsversuche ununterbrochen strömen und hinsichtlich ihres CO_2- und CH_4-Gehaltes ausgewertet werden kann.

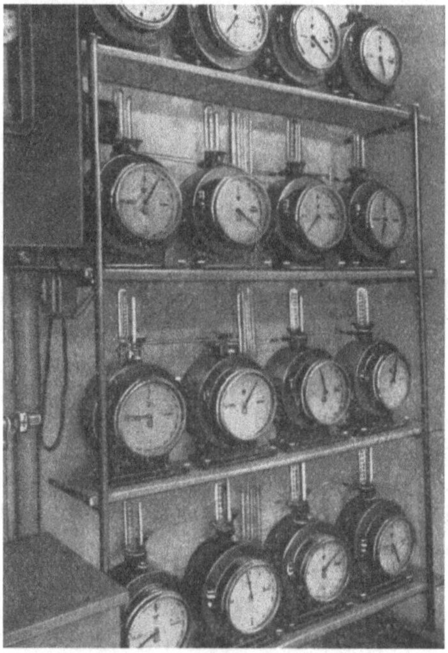

Abb. 13 Gasuhren zur Volumenmessung der Probeluft

Von den vier verschiedenen Luftströmen (26, 28) sind Doppelbestimmungen durchzuführen, und weiterhin müssen diese acht Leitungen in Analogie zur oben geschilderten Probenahmeanlage wegen der Langfristigkeit der Versuche doppelt vorliegen. Somit ergeben sich 16 Gasprobeleitungen (35), deren Gasdurchsatz von 16 kleinen Gasuhren (36) gemessen und registriert wird. Die Gasuhren besitzen nur einen Trommelinhalt von 2 l und sind im Gasuhrenraum (III) aufgestellt (s. Abb. 13). Das Gas gelangt von hier zum Pettenkoferraum (VI), durchperlt die Barytlauge der Pettenkoferröhren (37), wird vom Methanverbrennungsofen (38) auf rd. 800° erhitzt und abermals durch Barytlauge geleitet. Diese Absorptionsanlage ist als Wechselsystem ausgeführt, d. h., während vier Luftproben mit Parallelbestimmungen durch den einen Teil der Anlage gesogen werden, erfolgt im zweiten die Aufarbeitung des vorherigen Absorptionsabschnittes sowie die Vorbereitung für den folgenden (Abb. 14).

Die Gasprobeleitungen führen von der Absorptionsanlage durch den Kotschleusenraum (VII) und die Klimaanlage (VIII) zum Rezipientenkeller, wo jede in den Saugstutzen (41) eines Rezipienten (40) einmündet. Die durch einen Uhrenantrieb (44) gesteuerten Rezipienten bewirken die Absaugung der Gasproben aus den drei Versuchsluftleitungen (26) sowie der Frischluft aus dem Belüftungskanal (51) und gestatten gleichzeitig parallel zu den kleinen Gasuhren (36) die Ermittlung des angesaugten Gasvolumens (Abb. 15).

Entsprechend dem Wechselsystem der Anlage befinden sich jeweils nur acht Rezipienten im Betrieb, während die restlichen acht Stück einsatzfertig gemacht werden. – Auch hier läßt sich wiederum die 24-stündige Ansaugzeit der Rezipienten durch Austausch der Seilspulen an der Triebwelle gegen solche mit anderem Durchmesser nach Bedarf verändern.

4. *Klimaanlage zur Erzeugung klimatisierter Luft.*

Bei Respirationsversuchen sind konstante Temperaturverhältnisse einzuhalten. In der Regel erfolgt die erforderliche Erwärmung der in den Respirationskasten einströmenden Frischluft mittels eines elektrischen Heizkörpers, der von einem Kontaktthermometer über ein Relais geschaltet wird [9]. Eine Abschirmung der Respirationskammer gegen die Temperaturverhältnisse der umgebenden Raumluft kann durch einen Wassermantel erfolgen, der die Tierkammer trogartig umschließt [3]. Ist der Tierbehälter mit einer Doppelwand versehen, so läßt sich – insbesondere bei geringem Gasdurchsatz – eine Temperaturregulierung der Kammer sowohl durch Erwärmen des einzubringenden Wassers als auch durch eine Kühlung desselben erreichen [8].

In besonders wirksamer Weise lassen sich konstante Temperaturverhältnisse durch den Einsatz einer Klimaanlage erreichen, die neben der Temperatureinstellung auch eine Regulierung der relativen Luftfeuchtigkeit gestattet. Die Respirationskammern können daher mit temperatur- und feuchtigkeitskonstanter Frischluft versorgt werden. Daneben ist aber auch eine Raumklimatisierung möglich, welche bei gasanalytischen Arbeiten von großem Vorteil ist, da sich bei gleichbleibender Temperatur die Gasvolumina nicht verändern. Daher wurden der Respirationsraum (II) und der Gasuhrenraum (III) zur Klimatisierung vorgesehen, und in diesen beiden Räumen herrscht keine Temperaturdifferenz zwischen Versuchsluft und Raumluft. Die Feststellung der Gasvolumina (27, 36) sowie die Durchführung der Gasanalysen (29, 30) wird hierdurch wesentlich erleichtert.

Die Klimaanlage befindet sich in einem Kellerraum (VIII) und ist dadurch gegen jahreszeitlich bedingte Temperaturschwankungen relativ gut geschützt. Sie gestattet bei extremen Außentemperaturen von minus 20°C eine Luftklimati-

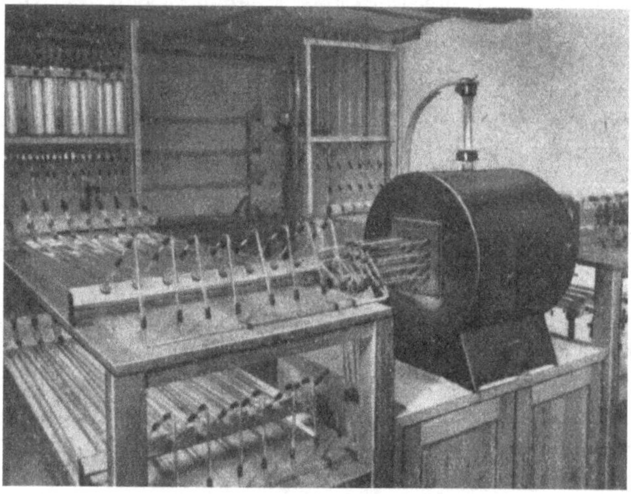

Abb. 14 Absorptionsanlage für CO_2

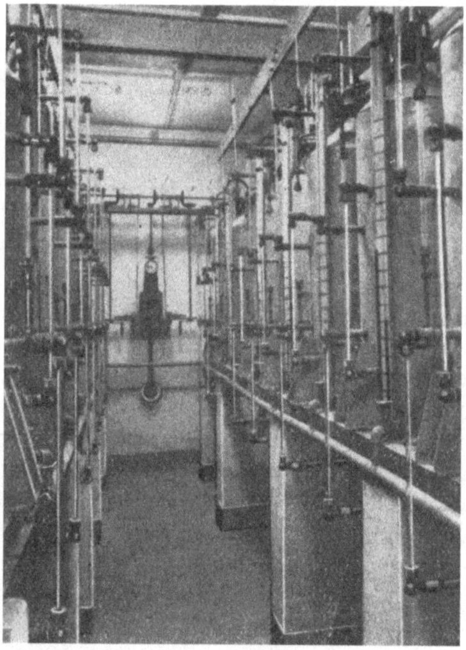

Abb. 15 Rezipienten zur kontinuierlichen Gasansaugung

sierung auf +21°C und von +30°C auf +16°C mit 60 bis 80% relativer Luftfeuchtigkeit. Entsprechend dieser Leistungskapazität besteht die Möglichkeit, die Luftklimatisierung den jeweiligen Versuchserfordernissen anzupassen. Der Lufttransport erfolgt durch Ventilatoren (46). Die Frischluft wird durch den Frischluftkanal (47) aus dem Freien angesogen, im Luftfilter und Wäscher (48) gereinigt und je nach Erfordernis durch Lufterhitzer oder mittels eines Kühlaggregates (49) auf die gewünschte Temperatur gebracht (Abb. 16). Ein Schalt-

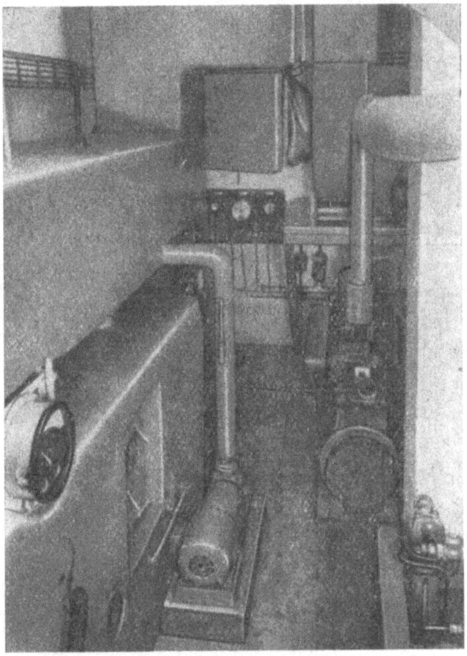

Abb. 16 Klimaanlage

schrank (50) dient zur Absicherung der über Relais gesteuerten Temperatur- und Feuchtigkeitsregulierung sowie zur Auslösung einer Alarmanlage bei eventuellen Betriebsstörungen. Die klimatisierte Luft wird nunmehr in den Belüftungskanal (51) gedrückt und gelangt von dort durch die Belüftungsstutzen (52) in die Respirationskammern bzw. direkt in die Räume (Abb. 17). Gleichzeitig wird die einem Raum zugeführte Luftmenge durch den zum Belüftungskanal diagonal gelegenen Entlüftungskanal (53) abgesogen und ins Freie entlassen.

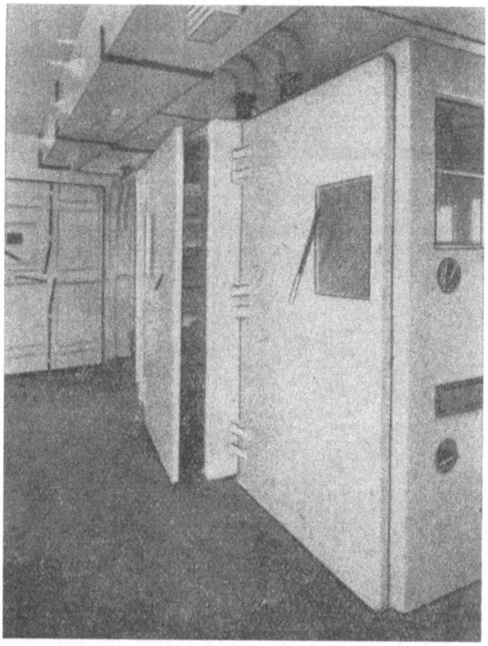

Abb. 17 Belüftungskanal mit Anschluß an die Respirationskammern

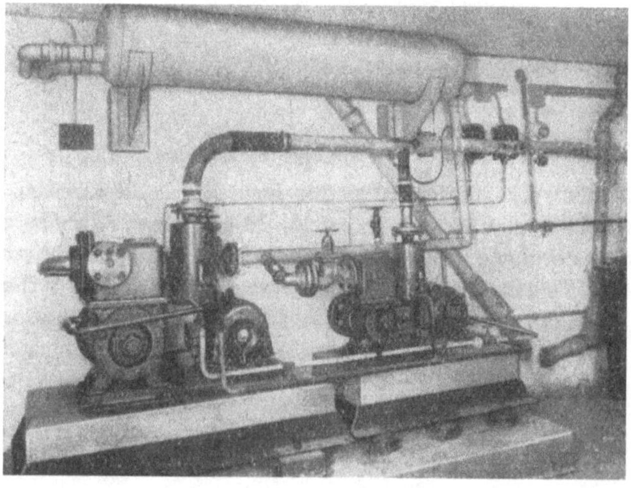

Abb. 18 Saugpumpen mit Pufferkessel

5. Pumpenaggregat zur Erzeugung des gewünschten Luftdurchsatzes.

Die Absaugung der Versuchsluft aus den Respirationskammern erfolgt durch zwei Saugpumpen (54), die sich in ihrer Saugleistung durch Koppelung oder Gewährung eines Umluftbeipasses auf den gewünschten Gasdurchsatz einregulieren lassen (Abb. 18).

Von größter Wichtigkeit ist die Einhaltung eines konstanten Gasdurchsatzes pro Zeiteinheit, da mittels der oben genannten Uhrenantriebe nur unter dieser Voraussetzung ein aliquoter Teil der Gesamtversuchsluft als Gasprobe entnommen werden kann. Eine Überprüfung der Geschwindigkeit der angesogenen Luft erfolgt durch Strömungsmesser (55), die in die Versuchsluftleitungen eingebaut sind. Um eine Übertragung etwaiger geringfügiger Ungleichheiten der Pumpenleistung auf die gesamte Luftführung zu vermeiden, führt die Saugleitung zunächst in einen Pufferkessel (56), und erst von hier aus gehen die drei Versuchsluftleitungen zu den Respirationskammern ab. Die angesogene Luft wird von den Pumpen durch die Abluftleitung (57) in den Abluftschacht gedrückt.

IV. Zusammenfassung:

Eine Anlage für langdauernde Respirationsversuche nach dem offenen System an jeweils drei Schweinen, Schafen oder Ziegen wird hinsichtlich ihres Aufbaues und ihrer Funktionsweise beschrieben. Anlagenteile, die auf Grund der Langfristigkeit der Versuchsanstellung erforderlich sind, oder die zu einer Vereinfachung der Versuchsdurchführung beitragen, werden in der Darstellung besonders berücksichtigt.

Danksagung:

Herrn Dr. F. Struss, Oberassistent und Leiter des Biol.-Physikal. Labors des II. Physikalischen Instituts der Martin-Luther-Universität Halle (Prof. Dr. G. C. Mönch), sei für seine physikal.-techn. Beratungen unser besonderer Dank zum Ausdruck gebracht. Das gleiche gelte dem Feinmechaniker des hiesigen Institutes, Herrn H. Fingas, für die technisch vielseitigen Durchführungen einzelner Geräteteile bzw. die Herrichtung der Anlage in unserer Werkstatt.

Literaturverzeichnis:

[1] CARPENTER, T. M., LEE, R. C. u. A. E. FINNERTY: Ein Apparat für die exakte und schnelle Analyse der Gase aus einer Respirationskammer. Wiss. Archiv f. Landwirtschaft, Abt. B, *4*, 1—26, 1930.

[2] COLUMBUS, A., STRUSS, F. u. M. ZAUSCH: Ein Doppelkammersystem für langdauernde Respirationsversuche an Albino-Ratten. Archiv f. Tierernährung 6, 1956.

[3] GRAFE, E., STRIECK, F. u. J. OTTO-MARTIENSEN: Ein Universalrespirationsapparat. Zeitschr. f. d. ges. experimentelle Medizin *54*, 613—630, 1927.

[4] HENNEBERG, W.: Neue Beiträge zur Begründung einer rationellen Fütterung der Wiederkäuer. 1—67, Göttingen 1870.

[5] KELLNER, O.: Landwirtschaftliche Versuchs-Stationen *44*, 264—317, 1894.
[6] MÖLLGAARD, H.: Grundzüge der Ernährungsphysiologie der Haustiere. 145—161, Parey 1931.
[7] STRUSS, F.: Neuartiges Prinzip der Luftführung für langdauernde Respirationsversuche. Archiv f. Tierernährung *4*, 76—78, 1954.
[8] TANGL, F.: Ein Respirationsapparat für mittelgroße Tiere. Biochem. Zeitschr. *44*, 235—251, 1912.
[9] WERNER, A.: Die von G. Fingerling vorgenommenen Veränderungen der Respirationsapparaturen nebst Bemerkungen zur Aufarbeitung des Materials. Festschrift anl. des 100 jährigen Bestehens der Landw. Versuchs-Station Leipzig-Möckern, Bd. 1, 11—23.
[10] ZUNTZ, N.: Das neue Tierphysiologische Institut der Königl. Landw. Hochschule. Landw. Jahrbücher *38*, Ergänzungsband V, 473—490, 1909.

Eingegangen am 5. 2. 56

Aus dem Institut für Tierzucht und Milchwirtschaft der Karl-Marx-Universität Leipzig
(Direktor: Prof. Dr. G. COMBERG)

G. COMBERG und H.-G. ZSCHOMMLER

Kälberaufzuchtversuche mit eingeschränkten Vollmilchgaben und Vitaminausgleichen durch Citosan bzw. Heringsölemulsion

Einleitung

Der Frage einer verringerten Verabreichung von Vollmilch und damit reduziertne Milchfettmengen an Kälber wird während der letzten Jahrzehnte erhöhte Beachtung geschenkt. Im Vordergrund diesbezüglicher Überlegungen stehen einerseits Fragen der Wirtschaftlichkeit, d. h. solche einer billigen Aufzucht, andererseits resultieren aus der Tbc-Sanierung Gedankengänge einer Loslösung der Aufzucht vom Milchviehstall, die in vielen Fällen auch eine weitgehende Trennung von der dort gewonnenen Futtermilch zweckmäßig erscheinen läßt. Dieses Bemühen um eine verstärkte Einschränkung der Vollmilchgaben unterliegt zweifelsohne den Forderungen des Erhaltes einer optimalen Gestaltung der Aufzucht, um vor allem bei weiblichen Zuchtkälbern ausreichende Voraussetzungen für die spätere Leistungsbeanspruchung zu schaffen. Mit der reduzierten Milchmenge werden sowohl Nährstoffe wie auch an das Milchfett gebundene Vitamine entzogen. Wird somit eine für die jeweilige Rasse oder den Nutzungstyp notwendige Grenze unterschritten, muß ein Ausgleich bzw. Ersatz sowohl in energetischer Hinsicht wie auch in bezug auf die entzogenen Vitamine erfolgen. Es mögen damit auch die Unterschiede angedeutet sein, die für weibliche Zuchtkälber in besonderem Maße Fragen der optimalen Aufzucht beachten lassen müssen, während Schlachtkälber variierenden Bedingungen unterworfen sein können.

Die zahlreichen, in der Literatur niedergelegten, älteren Untersuchungen dieses Forschungsgebietes wurden in einer früheren Arbeit (COMBERG, Kälberaufzucht mit fettarmer Vollmilch – Ein Beitrag zur Jugendentwicklung des Kalbes [5]) gewürdigt. Während der letzten Jahre haben die Möglichkeiten einer verstärkten Herstellung von Vitaminen auf synthetischem Wege wie auch die Einfügung antibiotischer Zusätze neue Wege gewiesen. Damit ist das Problem, welches mit der Verabreichung von Vitaminträgern der eigenen Wirtschaft (Mohrrübensäfte, Grünfuttersäfte und -pasten u. a.) zu keinem voll befriedigenden Ergebnis kam, in eine günstigere Phase gerückt. Zugleich sind die Fragen einer zweckmäßigen Zusammensetzung der Kälberfuttermischungen bzw. Kälbermehle weiter zur Bearbeitung gekommen, so daß hier die Voraussetzungen eines günstigen energetischen Ausgleiches gegeben sind. Aus verschiedenen Versuchsberichten wie auch eigenen Untersuchungen ist zu entnehmen, daß somit bei zweckmäßig zusammengesetzten Kälbermehlen dem Wirkstoffausgleich besondere Aufmerksamkeit geschenkt werden muß.

Die auf diesem Gebiet teilweise ermutigenden Berichte des Auslandes mit stark eingeschränkten Vollmilchgaben können kaum bewertet werden, ohne die diesbezüglichen Erfordernisse des Nutzungszweckes der jeweiligen Rinderrasse einzubeziehen. Es wird notwendig sein, diese Fragen bei den deutschen Zweinutzungstypen zu überprüfen und nach evtl. Übertragungsmöglichkeiten zu suchen. Auch innerhalb der deutschen Rinderrassen ist seit langem bekannt, daß beim Anglerrind als Einnutzungstyp niedrigere Vollmilchgaben notwendig sind. Es mag sich damit eine an den Nutzungstyp gebundene Intensität der Jugendernährung andeuten. Die verstärkte Muskelausbildung beim Kalb des Zweinutzungsrindes erfordert eine diesbezügliche Berücksichtigung. Die Frage der Vollmilcheinsparung mag somit unter diesem Blickwinkel zu sehen sein. Für weibliche Zuchtkälber ist die zu gebende Milchmenge zunächst auf 300–400 kg Vollmilch und etwa 600 kg Magermilch begrenzt worden. Der variierende prozentische Fettgehalt hat es dabei als zweckmäßig erscheinen lassen, die an ein Tränkkalb zu verabreichende Gesamtfettmenge festzulegen. Sie ist nach den üblichen Normen mit ca. 10–12 kg anzugeben. Nach Untersuchungen von BÜNGER [4], DINKHAUSER [7, 8], SCHMIDT u. KLIESCH [17, 18], eigenen Untersuchungen u. a. ist bekannt, daß unter gewissen Bedingungen eine Unterschreitung möglich ist. Die notwendigen Voraussetzungen sind günstiger geworden durch die Möglichkeiten der Verwendung von Ersatz- und Ausgleichsstoffen neuerer Herstellungsverfahren. GRASHUIS [9], VOGEL [20], KRÜGER, L. [13], BRÜGGEMANN, J. und H. ZUCKER [1, 2], KRÜGER L. und W. LÜSSE [14], KLAGES [12] u. a. berichten über die Aufzucht mit teilweise stark eingeschränkten Vollmilchgaben und den verschiedensten Zusatz- bzw. Ausgleichsstoffen. BRÜGGEMANN, H. [3], WOLFF, W. [21] und CURTO [5] zeigen, daß aufgefettete Trockenmagermilch, die vitaminiert ist, für eine tbc-freie Aufzucht beste Voraussetzungen schafft.

In einigen diesbezüglichen Untersuchungen wird seit einiger Zeit ebenfalls nach Verfahren gesucht, die Einschränkungen zulassen, ohne jedoch den Gedanken bzw. die Notwendigkeit einer vollwertigen, optimalen Aufzucht zu verlassen.

In einigen nicht veröffentlichten Versuchsreihen wurden zunächst Methoden geprüft, um Vitaminausgleiche mit Grünfuttersäften bzw. -pasten nach den Vorschlägen von SUBRILIN [19] herbeizuführen; diese Untersuchungen führten zu keinem voll befriedigenden Erfolg. In den nunmehr vorliegenden Versuchen wurden als Vitamin-A- und -D-Quelle das *Präparat Citosan* der Firma Hans Michelsen, Hamburg, herangezogen und als weiterer Vitaminträger *Fischölemulsion aus Heringsabfällen* der Firma Fr. Jahn, Leipzig, verwendet. Die beiden Versuchsreihen (jeweils 4 Gruppen), über die zu berichten ist, zeigen die in der Tabelle 1 niedergelegte Versuchsanordnung.

Bei beliebiger Aufnahme von Kraftfutter und Heu fand somit bei den Gruppen I und II eine Gegenüberstellung von 12 und 8 kg Milchfettgaben ohne Wirkstoffausgleiche statt. Der Gruppe II mit einer verringerten Milchfettverabreichung von rund 8 kg (etwa 240 kg Vollmilch mit 3,5% Fett) wurden dann 2 Versuchsgruppen gegenübergestellt, die einerseits (Gruppe III) als Vitaminausgleich Citosan erhielt sowie zusätzlich Ramikal (Mineralstoffgemisch, ebenfalls von der Firma H. Michelsen, Hamburg, zur Verfügung gestellt), während andererseits mit Heringsölemulsion (Gruppe IV) vollwertige Gesamtrationen erzielt werden sollten.

Tabelle 1: *Versuchsdisposition*

Gruppe		I	II	III	IV
Versuch 1					
Anzahl der Kälber		6	6	6	6
Gesamtgabe an Milchfett	kg	12,005	8,330	8,330	8,330
Citosan	kg	—	—	2,27	—
Ramikal	kg	—	—	1,99	—
Heringsölemulsion	kg	—	—	—	11,02
Versuch 2					
Anzahl der Kälber		6	6	6	6
Gesamtgabe an Milchfett	kg	8,085	6,370	6,370	6,370
Citosan	kg	—	—	2,34	—
Ramikal	kg	—	—	1,99	—
Heringsölemulsion	kg	—	—	—	12.18

Der Versuch 2 führte eine weitere Senkung der verabreichten Milchfettmengen durch. Die Kontrollgruppen erhielten ca. 8,0 kg und 6,0 kg Milchfett (ohne Ausgleiche), während zu letzterer Menge (etwa 180 kg Vollmilch mit 3,5% Fett) wiederum in den Gruppen III und IV Vitaminausgleiche mit Citosan bzw. Heringsölemulsion gegeben wurden.

Tabelle 2: *Zusammensetzung der Kraftfuttermischungen*

	Versuch 1	Versuch 2
Hafer (gequetscht)	30%	30%
Gerste	10%	10%
Kartoffelflocken	15%	15%
Gerstendarrmalz	10%	10%
Leinextraktionsschrot	15%	20%
Trockenschnitzel	15%	10%
Trockenhefe	3%	3%
Futterkalk	2%	2%
Verhältnis von verdaulichem Eiweiß : Stärkeeinheiten	1 : 6.5	1 : 5.2

Zur beliebigen Aufnahme vorgelegt, hatte das Kraftfutter eine Zusammensetzung, die aus Tabelle 2 hervorgeht. Durch einen verstärkten Anteil von Leinextraktionsschrot in Versuch 2 ergibt sich hier ein Eiweiß-Stärkeeinheitenverhältnis von 1 : 5,2 im Gegensatz zu 1 : 6,5 im Versuch 1. Im übrigen ist jede Variation vermieden worden, wie auch eine größere Schwankung bei der Heuqualität nicht stattfand. Die zur Verfütterung gebrachten Futtermittel wurden laufend bzw. bei nicht zu erwartenden Änderungen in jeweils Doppelanalysen im eigenen Laboratorium untersucht. Die Analysenwerte sind in den Tabellen 3 und 4 niedergelegt.

I. Versuchsmaterial, Versuchsdauer und Versuchsablauf

Die weitgehende Ausschaltung jeder Variation der Umweltverhältnisse ließ es angebracht erscheinen, die Versuchsgruppen innerhalb weniger Tage aufzustellen. Der Anfall von Kälbern in der eigenen Versuchswirtschaft machte dieses Vorhaben nur bedingt möglich. Der Zukauf weiblicher Tiere gab nicht die Garantie, gutes Durchschnittsmaterial zu erhalten. Diese Überlegungen führten dazu, männliche Kälber zu verwenden. Damit ergab sich die Möglichkeit, das vorgesehene Versuchsmaterial in kürzester Zeit anzukaufen und aufzustellen, wobei auch die Forderung nach gesundem Durchschnittsmaterial verwirklicht werden konnte.

Zur Durchführung der Aufzuchtversuche stand ein für diesen Zweck errichteter Schuppen bereit mit Aufstallung von jeweils 24 Kälbern (4 Gruppen zu je 6 Tieren) in Einzelboxen. Die Kälber wurden nach der Kolostralmilchperiode angeliefert und standen nach kurzer Eingewöhnung ab 10. Lebenstag für die Untersuchungen zur Verfügung. Die Jahreszeit der Geburt und die Umwelt sind scheinbar nicht ohne Einfluß auf die Entwicklung der Kälber geblieben; es erscheint daher der Hinweis erforderlich, daß Versuch 1 vom 1. 6. bis 21. 8. 1955 lief und der 2. Versuch am 25. 9. begann und am 15. 11. 1955 endete. Der erste Versuch fiel somit in die für Kälber nicht immer einfache Aufzuchtzeit im Hochsommer, während die zweite Versuchsreihe unter günstigem Herbstklima stand; selbstverständlich wurde, was die Fütterungstechnik anbetrifft, jede Nachlässigkeit peinlichst vermieden. Der Geburtszeitpunkt hat insofern Einfluß, als bei den Kälbern der Versuchsreihe 1 eine teilweise mangelhafte Versorgung der Muttertiere mit Wirkstoffen im Stadium der Hochträchtigkeit (Ausgang der Winterfutterperiode) angenommen werden kann. Bei Zukauf der Kälber war es nicht möglich, dieser Frage nachzugehen.

Wesentliche Störungen im Versuchsablauf traten nicht auf. Schwierigkeiten bereitete allerdings in beiden Reihen die jeweilige Gruppe IV (Heringsölemulsionverabreichung). In Vorversuchen hatte sich gezeigt, daß der Emulgierung des verwendeten Heringsöls besondere Aufmerksamkeit zu schenken ist. Es wurde verabreicht in einem Verhältnis von Öl zu Wasser = 40 : 60. Bei einer Gabe von 30–240 g im Verlaufe des Versuchs haben die Kälber somit von 12–96 g Öl pro Tier/Tag aufgenommen. Eine frühe Verabfolgung relativ hoher Ölmengen

Tabelle 3: *Analysenwerte — Versuch 1*

Futtermittel	Zahl der Proben	Trocken-substanz %	verdaul. Reinprotein %	verdaul. Rohfett %	verdaul. Rohfaser %	N-freie Extr.-Stoffe %	Asche %	Stärke-einheiten
Vollmilch	4	12,60	3,34	3,53	—	4,47	0,79	15,04
Magermilch	3	8,90	3,20	—	—	4,80	0,60	6,70
Hcu	2	84,49	3,92	1,01	16,61	21,73	10,77	30,05
Hafer	2	87,76	9,10	4,69	2,21	47,09	2,50	65,19
Gerste	2	70,33	7,20	2,39	1,39	47,38	3,01	58,18
Kartoffelflocken	2	88,92	2,19	0,12	1,40	67,88	5,70	69,97
Gerstendarrmalz	2	88,22	9,35	2,25	1,23	60,77	2,69	73,29
Leinextraktionsschrot	2	87,26	24,54	1,59	4,24	31,23	7,97	59,43
Trockenschnitzel	2	94,10	2,16	0,21	10,96	56,02	6,13	52,42
Trockenhefe	2	89,69	23,64	1,69	6,29	29,25	8,56	51,09

Tabelle 4: *Analysenwerte — Versuch 2*

Futtermittel	Zahl der Proben	Trocken-substanz %	verdaul. Reinprotein %	verdaul. Rohfett %	verdaul Rohfaser %	N-freie Extr.-Stoffe %	Asche %	Stärke-einheiten
Vollmilch	4	12,35	3,11	3,46	—	4,64	0,74	14,70
Magermilch	3	8,90	3,20	—	—	4,80	0,60	6,70
Heu	3	85,48	3,87	1,14	16,23	22,58	10,99	29,45
Hafer	2	79,29	8,52	3,69	1,53	42,79	3,61	58,39
Gerste	2	84,14	9,42	1,64	2,47	55,09	2,99	68,08
Kartoffelflocken	2	85,05	2,13	0,69	1,78	64,35	4,98	64,35
Gerstendarrmalz	2	88,22	9,35	2,25	1,23	60,77	2,69	73,29
Leinextraktionsschrot	2	86,77	25,79	1,13	4,83	27,60	7,89	56,38
Trockenschnitzel	2	85,16	3,23	1,00	11,52	49,52	5,28	44,96
Trockenhefe	2	89,69	23,64	1,69	6,39	29,25	8,56	51,09

wurde nicht von allen Kälbern vertragen. Im Versuch 1 zeigten sich daher bei 4 von den 6 Versuchstieren gehäufte Durchfallserscheinungen, die bei 2 Kälbern zum Abgang führten. Dieses Ergebnis war Veranlassung, in der zweiten Reihe erst ab 22. Lebenstag mit der Heringsölverabreichung zu beginnen. Die normale Vollmilchgabe bis zu diesem Zeitpunkt ließ diese Versuchsmethodik zu. Der spätere Einsatz von Fischölemulsion brachte das Auftreten der Durchfälle mit den bekannten Folgeerscheinungen einer gestörten Entwicklung zum Verschwinden. Die mit zunehmendem Alter stark gesteigerten Mengen waren erforderlich, um bei einem nicht sehr hohen Gehalt an notwendigen Vitaminen eine größtmögliche Zufuhr sicherzustellen.

II. Die Vitaminversorgung

Wie bereits erwähnt, wurde der Vitaminausgleich bei den verstärkt eingeschränkten Vollmilchgaben und damit fehlenden Wirkstoffzufuhren durch das Präparat Citosan sowie Heringsölemulsion als Vitaminträger herbeigeführt. Tabelle 5 gibt Einblick in die verabreichten Wirkstoffmengen, wobei das den

Tabelle 5: *Citosan-, Ramikal- und Heringsölgaben je Kalb und Tag*

<table>
<tr><th rowspan="3">Woche</th><th colspan="2">Citosan in g</th><th>Ramikal in g</th><th colspan="2">Heringsöl-Emulsion in g*)</th></tr>
<tr><th colspan="2">Gruppe III</th><th>Gruppe III</th><th colspan="2">Gruppe IV</th></tr>
<tr><th>Versuch 1</th><th>Versuch 2</th><th>Versuch 1 und 2</th><th>Versuch 1</th><th>Versuch 2</th></tr>
<tr><td>2.</td><td>20</td><td>20</td><td>5</td><td>30</td><td>—</td></tr>
<tr><td>3.</td><td>20</td><td>20</td><td>10</td><td>30</td><td>—</td></tr>
<tr><td>4.</td><td>20</td><td>30</td><td>15</td><td>60</td><td>30</td></tr>
<tr><td>5.</td><td colspan="2">30</td><td>20</td><td>120</td><td>90</td></tr>
<tr><td>6.</td><td colspan="2">30</td><td>25</td><td>120</td><td>120</td></tr>
<tr><td>7.</td><td colspan="2">30</td><td>30</td><td>150</td><td>150</td></tr>
<tr><td>8.</td><td colspan="2">30</td><td>30</td><td>180</td><td>180</td></tr>
<tr><td>9.</td><td colspan="2">30</td><td>30</td><td>180**)</td><td>210</td></tr>
<tr><td>10.</td><td colspan="2">30</td><td>30</td><td>180</td><td>240</td></tr>
<tr><td>11.</td><td colspan="2">30</td><td>30</td><td>180</td><td>240</td></tr>
<tr><td>12.</td><td colspan="2">30</td><td>30</td><td>180</td><td>240</td></tr>
<tr><td>13.</td><td colspan="2">30</td><td>30</td><td>180</td><td>240</td></tr>
</table>

*) Zur Deckung des Vitamin B_{12}-Bedarfes erhielten die Kälber der Gruppe IV bis zur 6. Woche 1 Teelöffel getrocknete Fischbrühe.

**) Gaben je nach Bekömmlichkeit ab 9. Woche erhöht.

Citosangruppen zusätzlich gegebene Ramikal ebenfalls Erwähnung gefunden hat. Unter Zugrundelegung des jeweiligen Gehaltes an I. E. ist in der Tabelle 6 die damit zusätzlich verabreichte Vitaminmenge angegeben. Von einer Wiedergabe diesbezüglicher Bilanzen, die nach den von LENKEIT [16] gegebenen Unterlagen zur Aufstellung kamen, wurde zunächst abgesehen. Es besteht die Absicht, in einer späteren Veröffentlichung auf die hier vorliegenden Besonderheiten und Differenzen einzugehen. Die Untersuchungen von USUELLI-PIANA bzw. CURTO [6] waren Veranlassung, die Vitaminzufuhren reichlich zu bemessen.

III. Ergebnisse des Versuchs 1

A) Milch-, Kraftfutter- und Rauhfutteraufnahme

Tabelle 7 gibt Einblick in die vorgesehenen Futtermengen, während Tabelle 8 die tatsächlichen Aufnahmen enthält. Die eingeschränkten Vollmilchgaben der Gruppen II bis IV wurden so verteilt, daß eine möglichst lange Zeit – wenn auch in geringen Mengen – Vollmilch zur Verfügung stand. Es ergab sich hieraus ein frühzeitiger, in der 4. Lebenswoche beginnender Einsatz von Magermilch. Die tatsächliche Aufnahme entspricht bei der Milch der im Versuchsplan vorgesehenen Menge. Kraftfutter und Heu wurden mit Beginn des Versuchs (10. Tag) zunächst zum beliebigen Verzehr vorgelegt. Beim Kraftfutter erforderten die letzten Wochen bei einzelnen Kälbern eine Begrenzung auf 2 kg pro Tag. Die Qualität des Heues war mittel, und liegt die Aufnahme entsprechend niedrig. Die verzehrten Heumengen erreichen kaum die in früheren Untersuchungen ermittelten Werte.

Die aufgenommenen Kraftfuttermengen hingegen sind keineswegs als gering zu bezeichnen. Beachtenswert ist, daß die Gruppe III (Citosan-Ramikalgruppe) die höchste Gesamtaufnahme an Kraftfutter und Heu erbrachte, während die Gruppe IV (Heringsölgruppe) die geringsten Werte zeigt. Hier drücken einzelne Kälber mit den erwähnten Durchfalls- und damit folgenden allgemeinen Krankheitserscheinungen die durchschnittliche Futteraufnahme wesentlich. Die bekannte Erfahrung der Praxis, daß die Nachwirkungen von Durchfällen in frühestem Altersstadium bedenklich sind, kam auch hier zum Ausdruck. Die in der Gruppe II um 4 kg verringerte Milchfettmenge gegenüber Gruppe I zeigt sich nicht in einer erhöhten Kraftfutter- oder Heuaufnahme. Die durchschnittliche Gesamtaufnahme ist fast gleich, und Variationen bei den Wochendurchschnitten entsprechen individuellen Gegegebenheiten.

B) Gewichtsentwicklung

Die Gewichtsentwicklung der Versuchskälber ist in Tabelle 9 zusammengestellt und hier sowie in Abbildung 1 wiedergegeben. Mit dem 10. Lebenstag beginnend, war jeweils eine abschnittweise Berechnung zweckmäßig, um die Perioden vorwiegender Voll- bzw. Magermilchverfütterung zu erfassen. In der 82-tägigen Versuchszeit haben die Kälber der Citosan-Ramikalgruppe die höchste Zunahme mit 68,55 kg oder 836 g pro Kalb/Tag. Diese Entwicklung liegt noch über derjenigen der Kälber mit 12 kg Milchfett pro Tränkperiode, die 64,91 kg mit 792 g täglich erreichten. Tragbare Zunahmen zeigten auch noch die Kälber der Gruppe II mit einer Gesamtverabreichung von 8 kg Milchfett bei 750 g täglich und 61,49 kg Gesamtzunahme. Keineswegs befriedigen konnte die Entwicklung innerhalb der Gruppe IV. Die tägliche Zunahme von 621 g fällt stark ab und entspricht kaum einer normalen Zunahme. Es drücken sich hierin die bereits hervorgehobenen Schwierigkeiten der Fischölverträglichkeit aus. Die mit der

Tabelle 6: *Täglich aufgenommene Vitaminmengen in g und IE im Wochendurchschnitt*

Woche	Citosangabe an Gruppe III						Heringsöl-Emulsion an Gruppe IV					
	Versuch 1			Versuch 2			Versuch 1			Versuch 2		
	g	Vitamingabe in IE A	Vitamingabe in IE D	g	Vitamingabe in IE A	Vitamingabe in IE D	g	Vitamingabe in IE A	Vitamingabe in IE D	g	Vitamingabe in IE A	Vitamingabe in IE D
2.	20	8000	800	20	8000	800	30	300	600	—	—	—
3.	20	8000	800	20	8000	800	29	290	580	—	—	—
4.	20	8000	800	30	12000	1200	57	570	1140	30	510	540
5.	30	12000	1200	30	12000	1200	89	890	1780	90	1530	1620
6.	30	12000	1200	30	12000	1200	96	960	1920	120	2040	2160
7.	30	12000	1200	30	12000	1200	143	1430	2860	150	2550	2700
8.	30	12000	1200	30	12000	1200	160	1600	3200	180	3060	3240
9.	30	12000	1200	30	12000	1200	189	1890	3780	210	3570	3780
10.	30	12000	1200	30	12000	1200	210	2100	4200	240	4080	4320
11.	30	12000	1200	30	12000	1200	210	2100	4200	240	4080	4320
12.	30	12000	1200	30	12000	1200	225	2250	4500	240	4080	4320
13.	30	12000	1200	30	12000	1200	230	2300	4600	240	4080	4320

Ausgangszahlen zur Vitaminberechnung:

1 g Citosan = 400 IE Vitamin A; 40 IE Vitamin D (nach Prospekt)
1 g Heringsöl-emulsion = bei Versuch 1 = 10 IE Vitamin A; 20 IE Vitamin D
bei Versuch 2 = 17 IE Vitamin A; 18 IE Vitamin D
(nach Untersuchungen der Anstalt für Vitaminforschung Potsdam-Rehbrücke, Dir. Prof. Dr. Scheunert)

Tabelle 7: *Futterplan des Versuches 1*

Gruppe	Woche	insges. Tage	Vollmilch bei 3,5% Fett		Magermilch		Milchfett-menge g	Kraftfutter	Heu
			pro Tag kg	insges. kg	pro Tag kg	insges. kg			
I	10. Tag—2. Woche	5	7,0	35,0	—	—	1225	Beliebige Aufnahme bis 2 kg pro Tag/Kalb	Aufnahmen beliebig
	3.—5. Woche	21	8,0	168,0	—	—	5880		
	6. Woche	7	6,0	42,0	2,0	14,0	1470		
	7.—9. Woche	21	4,0	84,0	4,0	84,0	2940		
	10. Woche	7	2,0	14,0	6,0	42,0	490		
	11.—13. Woche	21	—	—	8,0	168,0	—		
	insgesamt	82	—	343,0	—	308,0	12005		
II III IV	10. Tag—2. Woche	5	7,0	35,0	—	—	1225	Beliebige Aufnahme bis 2 kg pro Tag / Kalb	Aufnahmen beliebig
	3. Woche	7	8,0	56,0	—	—	1960		
	4. Woche	7	7,0	49,0	1,0	7,0	1715		
	5. Woche	7	6,0	42,0	2,0	14,0	1470		
	6. Woche	7	4,0	28,0	4,0	28,0	980		
	7. Woche	7	2,0	14,0	6,0	42,0	490		
	8.—9. Woche	14	1,0	14,0	7,0	98,0	490		
	10.—13. Woche	28	—	—	8,0	224,0	—		
	insgesamt	82	—	238,0	—	413,0	8330		

Tabelle 8: *Tägliche Futteraufnahmen im Gruppen- und Wochendurchschnitt — Versuch 1*

Gruppe		Woche 2.	3.	4.	5.	6.	7.	8.	9.	10.	11.	12.	13.	Aufnahme insgesamt
I	Vollmilch (3,5% Fett) . . . . . kg	6,9	7,4	8,0	8,0	6,0	4,0	4,0	4,0	2,0	—	—	—	338,3
	Magermilch . . . . kg	—	—	—	—	2,0	4,0	4,0	4,0	6,0	8,0	8,0	8,0	308,0
	Kraftfutter . . . . . kg	—	0,07	0,14	0,19	0,17	0,33	0,48	0,79	1,14	1,38	1,76	1,71	57,12
	Heu . . . . . . kg	0,06	0,07	0,08	0,13	0,22	0,34	0,39	0,39	0,42	0,50	0,49	0,44	24,59
II	Vollmilch (3,5% Fett) . . . . . kg	6,7	8,0	7,0	6,0	4,0	2,0	1,2	1,1	—	—	—	—	238,6
	Magermilch . . . . kg	—	—	1,0	2,0	4,0	6.0	6,8	6,9	8,0	8,0	8,0	8,0	410,9
	Kraftfutter . . . . . kg	—	0,06	0,08	0,08	0,19	0,40	0,67	0,86	1,07	1,14	1,64	1,97	57,12
	Heu . . . . kg	—	0,05	0,10	0,05	0,16	0,25	0,41	0,38	0,39	0,49	0,50	0,50	22,96
III	Vollmilch (3,5% Fett) . . . . . kg	7,0	7,7	7,0	6,0	4,0	2,0	1,0	1,0	—	—	—	—	235,9
	Magermilch . . . . kg	—	—	1,0	2,0	4,0	6,0	7,0	6,9	8,0	8,0	8,0	8,0	412,3
	Kraftfutter . . . . . kg	0,04	0,10	0,14	0,12	0,29	0,44	0,79	1,02	0,93	1,43	1,62	1,90	61,66
	Heu . . . . kg	0,09	0,04	0,13	0,13	0,30	0,39	0,31	0,38	0,42	0,51	0,41	0,50	25,09
IV	Vollmilch (3,5% Fett) . . . . . kg	7,0	7,8	7,0	5,9	3,9	2,0	1,0	1,0	—	—	—	—	235,2
	Magermilch . . . . kg	—	—	1,0	1,9	3,5	6,0	7,0	7,0	8,0	8,0	8,0	8,0	408,8
	Kraftfutter . . . . . kg	—	0,07	0,11	0,11	0,21	0,29	0,45	0,68	0,86	1,14	1,57	1,71	50,40
	Heu . . . . kg	0,10	0,07	0,12	0,11	0,17	0,16	0,23	0,38	0,41	0,43	0,39	0,30	19,89

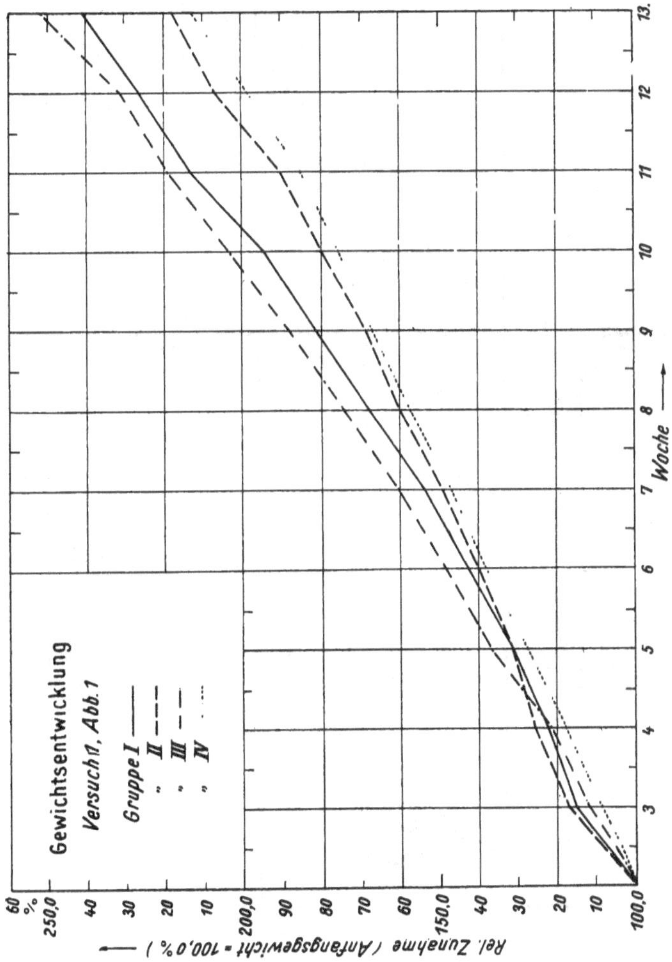
Gewichtsentwicklung
Versuch II, Abb. 1
Gruppe I
" II
" III
" IV
Woche
Rel. Zunahme (Anfangsgewicht = 100,0 %)

Tabelle 9: *Gewichtsentwicklung — Versuch 1*

Gruppe:	I				II			
	Gewicht	Zunahmen gegen Vorstufe		Ø tägliche Zunahmen	Gewicht	Zunahmen gegen Vorstufe		Ø tägliche Zunahmen
	kg	kg	%	kg	kg	kg	%	kg
10. Tag	46,30	—	—	—	52,30	—	—	—
10. Tag bis 3. Woche	53,30	7,00	100,0	0,636	61,10	8,80	125,7	0,800
4. bis 8. Woche	77,80	24,50	100,0	0,700	83,80	22,70	92,7	0,649
9. bis 13. Woche	111,21	33,41	100,0	0,955	113,79	29,99	89,8	0,857
Gesamtzunahmen		64,91				61,49		
In % zum Ausgangsgewicht		140,19				117,57		
Ø tägl. Zunahmen		0,792				0,750		
Gruppe:	**III**				**IV**			
10. Tag	45,20	—	—	—	45,30	—	—	—
10. Tag bis 3. Woche	50,50	5,30	75,7	0,482	49,30	4,00	57,1	0,364
4. bis 8. Woche	78,80	28,30	115,5	0,809	71,50	22,20	90,6	0,634
9. bis 13. Woche	113,75	34,95	104,6	0,999	96,20	24,70	73,9	0,706
Gesamtzunahmen		68,55				50,90		
In % zum Ausgangsgewicht		151,66				112,36		
Ø tägl. Zunahmen		0,836				0,621		

Heringsölemulsion verabreichten Wirkstoffe haben keinerlei günstige Auswirkung erfahren können. In Beziehung zum Anfangsgewicht stehen sich bei gleichem Grundfutter in der Citosan- und Fischölgruppe 151,66% und 112,36% gegenüber.

C) Entwicklung der Körpermaße

Die Entwicklung der Körperproportionen (Tab. 10) entspricht im wesentlichen der aufgezeigten Gewichtsentwicklung. Im Vergleich zu den nach 13 Lebenswochen erreichten Körpermaßen der normal bis reichlich ernährten Kälber der Gruppe I bleibt Gruppe II im allgemeinen zurück. Besonders auffallend ist auch hier die schlechte Entwicklung der Fischölkälber. Hier wird ein Zuwachs erreicht, der durchschnittlich nur etwa 80–90% der Normalgruppe ausmacht. Gut ist dagegen die Ausbildung der Körperproportionen bei den Citosan-Ramikalkälbern, die von allen Gruppen die beste Entwicklung zeigen.

D) Futterverwertung

Es ist notwendig, die Frage des Futterverzehrs und diejenige der Futterverwertung in der Periode vorwiegender Vollmilchverabreichung sowie in derjenigen mit fast ausschließlichen Magermilchgaben zu betrachten. Tabelle 11 bringt eine entsprechende Untergliederung. Die schon im Abschnitt Kraftfutter- und Heuverzehr hervorgehobene geringe Futteraufnahme der Gruppe IV zeigt sich bei Zugrundelegung der Analysenwerte der Futtermittel sowohl bei dem Gesamtnährstoffverzehr wie auch beim Aufwand pro Tier und Tag. Auch im Abschnitt 9.–13. Lebenswoche tritt ein Ausgleich nicht ein. Den höchsten Nährstoffverzehr bringt die Gruppe III mit einem durchschnittlichen Aufwand in der Gesamtzeit von 340 g verdaul. Eiweiß pro Kalb/Tag und einem diesbezüglichen Wert der Stärkeeinheiten von 1324. Diesem erhöhten Aufwand steht jedoch eine günstige Futterverwertung gegenüber. Mit einem Wert von 406 g verdaul. Eiweiß und 1584 Stärkeeinheiten pro 1 kg Zunahme erreichen die Citosankälber die innerhalb der Gruppen beste Verwertung des aufgenommenen Futters. Eine demgegenüber schlechte Verwertung konnte in der Gruppe IV zur Ermittlung kommen mit 520 g verdaul. Eiweiß und 1960 Stärkeeinheiten je kg Zunahme.

IV. Ergebnis des Versuches 2

Wie in der Versuchsdisposition (Tabelle 1) mitgeteilt, sah die Versuchsreihe 2 eine weitere Einschränkung der Milchfettgaben vor, wobei geprüft wurde, mit 6,0 kg als Gesamtgabe auszukommen. Das günstige, für eine Normalentwicklung ausreichende Ergebnis einer Verabreichung von nur 8,0 kg (Versuch 1, Gruppe II) ließ die Möglichkeit zu, eine solche Menge in einer Vergleichsgruppe ohne energetische oder Wirkstoffausgleiche zu geben. Im übrigen entsprach die Versuchsanordnung derjenigen der Versuchsreihe 1.

Tabelle 10: *Entwicklung der Körpermaße — Versuch 1*

Gruppe:	I			II			III			IV		
	Am 10. Tag	Zuwachs bis zur 13. Lebenswoche		Am 10. Tag	Zuwachs bis zur 13. Lebenswoche		Am 10. Tag	Zuwachs bis zur 13. Lebenswoche		Am 10. Tag	Zuwachs bis zur 13. Lebenswoche	
	cm	cm	%	cm	cm	%	cm	cm	%	cm	cm	%
Wideristhöhe	71,84	17,33	100,0	73,33	15,50	89,44	71,33	16,92	97,63	72,25	13,13	75.76
Kreuzhöhe	75,83	17,92	100,0	75,83	17,50	97,66	75,26	18,41	102,73	75,50	15,38	85,83
Rumpflänge	70,00	21,58	100,0	71,67	20,75	96,45	67,33	22,59	104,68	67,75	18,88	87,49
Brusttiefe	29,17	10,41	100,0	30,00	9,58	92,03	28,83	10,67	102,50	28,00	9,38	90,11
Rippenbrustbreite	17,00	7,00	100,0	17,92	5.41	77,29	17,17	6,00	85,71	17,00	6,38	91,14
Hüftbreite	17,42	6,58	100,0	17,58	6,67	101,37	17,00	7,42	112,77	17,38	6,00	91,19
Umdreherbreite	22,25	7,83	100.0	22,83	7,09	90,55	21,92	8,16	104,21	22,50	5,38	68,71
Brustumfang	77,50	26,33	100,0	80,83	24,84	94,34	77,33	27,34	103,84	76,25	20,63	78,35
Röhrbeinumfang	11,50	2,50	100,0	12,00	1,92	76,80	11,50	2,33	93,20	11,63	1,87	74,80

Tabelle 11: *Futterverzehr- und -verwertung — Versuch 1*

Gruppe	Gesamtverzehr in kg			Aufwand pro Tag (g)		pro kg Zunahme erf. (g)		Verhältnis
	Trockenmasse	verdaul. Eiweiß	Stärkeeinheiten	verdaul. Eiweiß	Stärkeeinheiten	verdaul. Eiweiß	Stärkeeinheiten	verdaul. Eiweiß : Stärkeeinheiten
				Gesamte Versuchszeit				
I	138,64	27,38	113,34	334	1382	422	1746	1 : 4,1
II	133,85	27,28	104,75	333	1277	444	1703	1 : 3,8
III	139,22	27,72	107,80	338	1315	404	1573	1 : 3,9
IV	125,03	26,36	99,13	321	1209	518	1948	1 : 3,8
				Versuchsabschnitt 2.—8. Woche				
I	59,18	13,38	57,75	285	1229	425	1833	1 : 4,3
II	56,13	13,38	52,41	285	1115	425	1664	1 : 3,9
III	60,48	13,73	54,71	292	1164	409	1628	1 : 4,0
IV	53,62	13,03	50,61	277	1077	497	1932	1 : 3,9
				Versuchsabschnitt 9.—13. Woche				
I	79,45	14,00	55,59	400	1588	419	1664	1 : 4,0
II	77,81	13,89	52,33	397	1495	463	1745	1 : 3,8
III	78,67	13,99	53,07	398	1516	400	1518	1 : 3,8
IV	71,41	13,33	48,51	381	1386	540	1964	1 : 3,6

A) Milch-, Kraftfutter- und Rauhfuttergaben

Wie. die Tabelle 12 zeigt, wurde der Vergleichsgruppe 231,0 kg Vollmilch gegeben, während die Gruppen II–IV 182,0 kg erhalten sollten. Diese Mengen kamen im Versuch zur Aufnahme (Tabelle 13). Auch bei dieser Versuchsreihe bestand das Prinzip, die verringerte Vollmilchmenge auf einen möglichst langen Zeitraum zu verteilen unter frühem Einsatz von Magermilch (4. Lebenswoche beginnend).

Beträchtlich war die Aufnahme von Kraftfutter. Es war notwendig, bei einzelnen Tieren die Tagesaufnahme mit 2 kg während der letzten Wochen zu begrenzen. Wie in Tabelle 2 hervorgehoben, entsprach die Zusammensetzung des Kraftfutters weitgehend derjenigen der ersten Versuchsreihe; es fand lediglich eine geringgradige Verstärkung der Eiweißkonzentration statt. Die größte Aufnahme hatte wiederum die Citosan-Ramikalgruppe mit 92,49 kg je Kalb, während die Heringsölkälber nur 64,13 kg je Kalb verzehrten.

Gegenüber der Kraftfutteraufnahme war diejenige von Heu gering. Die Qualität des zur Verfügung gestellten Heues entsprach nach dem nassen Sommer 1955 nicht den Erwartungen. Die zum Verzehr gekommenen Heumengen zeigen die gleiche Variation der Kraftfutteraufnahme vom höchsten Wert der Citosan-Ramikalgruppe bis zur geringsten Aufnahme bei den Heringsölkälbern.

Tabelle 12: *Futterplan des Versuches 2*

Gruppe	Woche	insges. Tage	Vollmilch bei 3,5% Fett		Magermilch		Milchfett-menge	Kraftfutter	Heu
			pro Tag kg	insges. kg	pro Tag kg	insges. kg	g		
I	10. Tag—2. Woche	5	7,0	35,0	—	—	1225	Beliebige Aufnahmen bis 2 kg pro Tag / Kalb	Aufnahmen beliebig
	3. Woche	7	8,0	56,0	—	—	1960		
	4. Woche	7	7,0	49,0	1,0	7,0	1715		
	5. Woche	7	6,0	42,0	2,0	14,0	1470		
	6. Woche	7	4,0	28,0	4,0	28,0	980		
	7. Woche	7	2,0	14,0	6,0	42,0	490		
	8. Woche	7	1,0	7,0	7,0	49,0	245		
	9.—13. Woche	35	—	—	8,0	280,0	—		
	insgesamt	82	—	231,0	—	420,0	8085		
	10. Tag—2. Woche	5	7,0	35,0	—	—	1225	Beliebige Aufnahmen bis 2 kg pro Tag / Kalb	Aufnahmen beliebig
II	3. Woche	7	8,0	56,0	—	—	1960		
	4. Woche	7	6,0	42,0	2,0	14,0	1470		
III	5. Woche	7	3,0	21,0	5,0	35,0	735		
	6. Woche	7	2,0	14,0	6,0	42,0	490		
IV	7. Woche	7	1,0	7,0	7,0	49,0	245		
	8. Woche	7	1,0	7,0	7,0	49,0	245		
	9.—13. Woche	35	—	—	8,0	280,0	—		
	insgesamt	82	—	182,0	—	469,0	6370		

Tabelle 13: *Tägliche Futteraufnahmen im Gruppen- und Wochendurchschnitt — Versuch 2*

Gruppe		Woche												Aufnahme insgesamt
		2.	3.	4.	5.	6.	7.	8.	9.	10.	11.	12.	13.	
I	Vollmilch (3,5% Fett) . . . . . kg	6,5	7,4	7,0	6,0	4,0	2,0	1,0	—	—	—	—	—	224,3
	Magermilch . . . . kg	—	—	1,0	2,0	4,0	6,0	7,0	8,0	8,0	8,0	8.0	7,9	419,3
	Kraftfutter . . . . . kg	0,10	0,14	0,10	0,21	0,36	0,71	1,24	1,53	1,69	1,71	1,64	1.87	78,90
	Heu . . . . kg	0,05	0,07	0,06	0,05	0,14	0,24	0,23	0,21	0,27	0,29	0,35	0,36	16,14
II	Vollmilch (3,5% Fett) . . . . . kg	6,0	8,0	6,0	3,0	2,0	1,0	1,0	—	—	—	—	—	177,0
	Magermilch . . . . kg	—	—	2,0	4,9	6,0	7,0	7,0	8,0	8,0	7,9	8,0	8,0	467,6
	Kraftfutter . . . . . kg	0,03	0,14	0,10	0,19	0,48	0,85	1,05	1,33	1,78	1,64	1,74	1,91	78,62
	Heu . . . . kg	0,02	0,07	0,09	0,07	0,14	0,20	0,26	0,27	0,29	0,26	0,35	0,38	16,76
III	Vollmilch (3,5% Fett) . . . . . kg	7,0	8,0	5,9	3,0	2,0	1,0	1,0	—	—	—	—	—	181,3
	Magermilch . . . . kg	—	—	2,0	5,0	6,0	7,0	7,0	8,0	8,0	8,0	8,0	8,0	469,0
	Kraftfutter . . . . . kg	0,13	0,14	0,17	0,31	0,48	1,07	1,55	1,87	1,88	1.76	1,93	1,96	92,49
	Heu . . . . kg	0,06	0,08	0,06	0,13	0,20	0,21	0,18	0,29	0,30	0,29	0,40	0,32	17,52
IV	Vollmilch (3,5% Fett) . . . . . kg	7,0	8,0	6,0	3,0	2,0	1,0	1,0	—	—	—	—	—	182,0
	Magermilch . . . . kg	—	—	2,0	5,0	6,0	7,0	7,0	8 0	8,0	8,0	8,0	8,0	469,0
	Kraftfutter . . . . . kg	0,03	0,14	0,09	0,17	0,36	0,55	0,88	1,24	1,05	1,19	1,64	1,83	64,13
	Heu . . . . kg	0,08	0,07	0,06	0,11	0,12	0,08	0,20	0,26	0,31	0,31	0,35	0,32	15,73

Tabelle 14: *Gewichtsentwicklung — Versuch 2*

Gruppe:	I				II			
	Gewicht	Zunahmen gegen Vorstufe		∅ tägliche Zunahmen	Gewicht	Zunahmen gegen Vorstufe		∅ tägliche Zunahmen
	kg	kg	%	kg	kg	kg	%	kg
10. Tag	46,17	—	—	—	46,33	—	—	—
10. Tag bis 3. Woche	54,00	7,83	100,0	0,712	54,42	8,09	103,3	0,735
4 bis 6. Woche	86,08	32,08	100,0	0,917	80,00	25.58	79,7	0,731
9. bis 13. Woche	120,00	33,92	100,0	0,969	110,58	30,58	90,2	0,874
Gesamtzunahmen		73,83				64,25		
In % zum Ausgangsgewicht		159,91				138,68		
∅ tägl. Zunahmen		0,900				0,783		
Gruppe:	**III**				**IV**			
10. Tag	48,00	—	—	—	50,58	—	—	—
10. Tag bis 3. Woche	57,67	9,67	123,5	0,879	57,67	7,09	90,5	0,645
4. bis 8. Woche	90,08	32,41	101,0	0,926	83,67	26,00	81,0	0,743
9. bis 13. Woche	129,50	39,42	116,2	1,126	114,08	30,41	89,7	0,869
Gesamtzunahmen		81,50				63,50		
In % zum Ausgangsgewicht		169,79				125,54		
∅ tägl. Zunahmen		0,994				0,774		

B) Gewichtsentwicklung

Die absoluten Zunahmen der in der Versuchsreihe 2 aufgezogenen Kälber (Tabelle 14 und Abbildung 2) sind höher als in dem oben gegebenen Bericht der ersten Serie. Bereits erwähnte Voraussetzungen wie auch die erhöhte Kraftfutteraufnahme mögen zu diesem günstigen Ergebnis beigetragen haben. Die Kontrollgruppe bringt hier eine tägliche Zunahme von 900 g je Tier. Darüber liegen mit 994 g die Kälber der Citosan-Ramikalgruppe, die im Gegensatz zu den Kontrolltieren 2,0 kg Milchfett weniger erhielten. Interessant ist der Vergleich zwischen den Gruppen II und IV. In beiden Gruppen wurde den Kälbern 6,0 kg Milchfett verabreicht und in Gruppe IV zusätzlich Heringsölemulsion. Diese Zusätze – in etwas späterem Altersstadium gegeben – haben keinerlei bedenkliche Durchfallserscheinungen hervorgerufen. Die erwartete günstige Einwirkung ist jedoch nicht eingetreten; die um wenig geringe tägliche Zunahme mag dabei innerhalb der Fehlergrenze liegen.

C) Entwicklung der Körpermaße

Die bei den Lebendgewichten gezeigte Entwicklungsrichtung und Unterschiede zwischen den Gruppen sind in gleicher Weise auch bei den Körpermaßen festzustellen (Tabelle 15). Im Wachstum bleiben die Kälber der Gruppe II nur in einem Teil der Körperpartien hinter der Kontrollgruppe zurück. Hingegen ist das Wachstum der Gruppe III hervorstechend, und es werden lediglich im Längenwachstum die diesbezüglichen Werte der Kontrolltiere nicht erreicht. Die Kälber der Gruppe IV zeigen auch in dieser Versuchsreihe in der Ausbildung ihrer Körperpartien die geringste Entwicklung. Sie erreichen nur 80–90% der Normalgruppe.

D) Futterverzehr und Futterverwertung

Die erwähnte hohe Kraftfutteraufnahme in Verbindung mit verringerten Vollmilchmengen und den Wirkstoffausgleichen läßt die Verwertung des aufgenommenen Futters besonders bedeutungsvoll werden. Wie die erste Rubrik in Tabelle 16 zeigt, ist der Nährstoffverzehr in der gesamten Versuchszeit wie auch während der herausgestellten Versuchsabschnitte in der Gruppe III (Citosan-Ramikal) am höchsten, während die Tiere der Gruppe IV (Heringsölemulsion) die geringsten Aufnahmen haben. Entsprechend verhält sich auch der tägliche Aufwand an verdaulichem Eiweiß und Stärkeeinheiten (2. Spalte). Die dritte Rubrik bringt nun die pro kg Zunahme erforderlichen Nährstoffmengen. Hier zeigen die Kälber der Gruppe III die beste Verwertung des aufgenommenen Futters. Dies kommt in der Gesamtversuchszeit und besonders in der Vollmilchperiode von der 2.–8. Lebenswoche zum Ausdruck. Im letzten Versuchsabschnitt sind die Unterschiede verwischt. Die Gruppe IV bringt in der Futterverwertung ein etwas günstigeres Bild als die Kälber der Gruppe II, die 6,0 kg Milchfett ohne Wirkstoffausgleich erhielten. Die günstige Auswirkung der Citosan-Ramikalbeifütterung ergibt sich somit auch in dieser Versuchsserie.

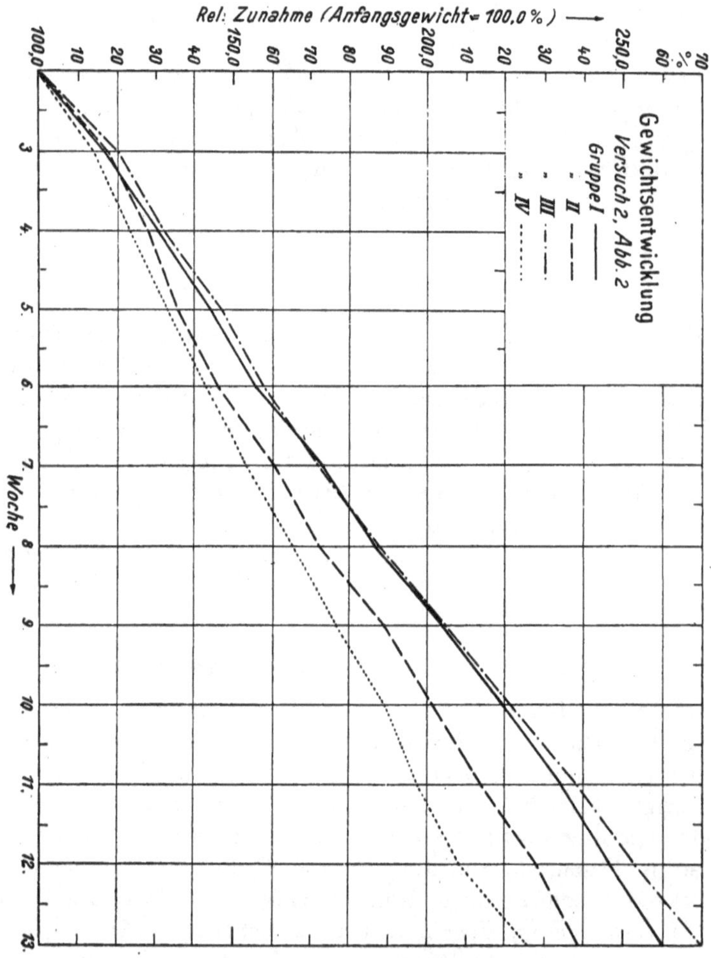
Gewichtsentwicklung
Versuch 2, Abb. 2
Gruppe I
" II
" III
" IV
Rel. Zunahme (Anfangsgewicht = 100,0 %)
Woche

Tabelle 15: *Entwicklung der Körpermaße — Versuch 2*

Gruppe:	I			II			III			IV		
	Am 10. Tag	Zuwachs bis zur 13. Lebenswoche		Am 10. Tag	Zuwachs bis zur 13. Lebenswoche		Am 10. Tag	Zuwachs bis zur 13. Lebenswoche		Am 10. Tag	Zuwachs bis zur 13. Lebenswoche	
	cm	cm	%	cm	cm	%	cm	cm	%	cm	cm	%
Widerristhöhe	71,83	17,92	100,0	73,25	15 00	83,7	71,50	19,08	106,5	73.33	16,09	89,8
Kreuzhöhe	75,83	19,09	100,0	76,42	15,75	82,5	75,58	20,92	109,6	77,08	18,59	97,4
Rumpflänge	66,17	26,91	100,0	67,00	22,58	83,9	68.67	25,08	93,2	69,75	21,92	81,5
Brusttiefe	28,50	10,50	100,0	28,92	10,51	100,1	28,83	12,25	116,7	29,92	9,50	90,5
Rippenbrustbreite	16,83	7,75	100,0	16,75	8,33	107,5	17,17	8,41	108,5	17,50	7,17	92,5
Hüftbreite	17,67	7,91	100,0	18,00	7,92	100,1	17,67	8,58	108,5	18,17	7,08	89,5
Umdreherbreite	21,83	9,50	100,0	22,50	7,50	78,9	22,83	10,09	106.2	23,50	7,33	77,2
Brustumfang	78,00	27,17	100,0	76,67	26,33	96,9	77,00	32,00	117,8	78,33	27,00	99,4
Röhrbeinumfang	11,42	2,25	100,0	11,50	2,00	88,9	11,50	2,42	107,6	11,50	2,00	88,9

Tabelle 16: *Futterverzehr und -verwertung — Versuch 2*

Gruppe	Gesamtverzehr in kg			Aufwand pro Tag (g)		pro kg Zunahme erf. (g)		Verhältnis
	Trockenmasse	verdaul. Eiweiß	Stärkeeinheiten	verdaul. Eiweiß	Stärkeeinheiten	verdaul. Eiweiß	Stärkeeinheiten	verdaul. Eiweiß : Stärkeeinheiten
				Gesamte Versuchszeit				
I	142,49	29,47	110,38	359	1346	399	1495	1 : 3,7
II	141,25	29,53	106,70	360	1301	460	1661	1 : 3,6
III	153,75	31,24	115,47	381	1408	383	1417	1 : 3,7
IV	129,43	28,15	99,02	343	1208	443	1559	1 : 3,5
				Versuchsabschnitt 2.—8. Woche				
I	61,09	13,80	55,25	294	1176	346	1384	1 : 4,0
II	59,66	13,88	51,58	295	1097	412	1532	1 : 3,7
III	66,14	14,79	56,24	315	1197	351	1337	1 : 3,8
IV	55,97	13,56	49,60	289	1055	410	1499	1 : 3,7
				Versuchsabschnitt 9.—13. Woche				
I	81,40	15,67	55,13	448	1575	462	1625	1 : 3,5
II	81,58	15,66	55,12	447	1575	512	1802	1 . 3,5
III	87,59	16,44	59,23	470	1692	417	1503	1 : 3,6
IV	73,45	14,59	49,44	417	1413	480	1626	1 : 3,4

Tabelle 17: *Ergebnisse der Ausschlachtung*

	1/I	1/II	1/III	1/IV	2/I	2/II	2/III	2/IV
Schlachthausgewicht . . . . kg	112,5	115,0	108,8	96,3	121,5	114,5	124,5	116,5
Schlachtgewicht, warm . . . kg	63,1	62,0	60,9	56,0	67,2	64,5	72,6	62,8
Gewicht des Abganges . . kg	49,4	53,0	47,9	40,3	54,3	50,0	51,9	53,7
Gewicht des Abganges in % zum Schlachthausgewicht	43,9	46,1	44,0	41,8	44,7	43,7	41,7	46,1
Lunge . . . . kg	1,2	1,6	1,8	1,2	1,9	1,9	2,2	1,7
Herz . . . . kg	0,4	0,3	0,4	0,2	0,4	0,3	0,4	0,3
Leber . . . . kg	1,9	2,1	2,0	1,7	2,1	2,0	2,6	2,5
Schlachtgewicht, kalt . . . kg	62,6	61,2	60,4	56,3	66,5	64.0	72,0	62,4
Kühlverlust . . . . kg	0,5	0,8	0,5	0,7	0.7	0,5	0,6	0,4
Kühlverlust in % zum Schlachtgewicht, warm	0,8	1,3	0,8	1,3	1,1	0,8	0,8	0,6
Linke Hälfte, kalt . . . . kg	31,3	30,7	30,5	27,5	33,5	32,1	35,9	31,4
Keule . . . . kg	14,1	12,3	12,6	11,0	13.5	12,4	14,6	12,4
% zur linken Hälfte	45,0	40,1	41,3	40,0	40,6	38,6	40,7	39,5
Hals . . . . kg	3,6	3,6	3,5	3.4	3,5	4,1	4,2	3,8
% zur linken Hälfte	11,5	11,7	11,5	12,4	10,5	12,8	11,7	12,1
Blatt . . . . kg	5,0	5,3	5,8	4,9	5,5	5,3	6,4	5,5
% zur linken Hälfte	16,0	17,3	19,0	17,8	16,7	16,5	17.8	17,5
Rücken . . . . kg	4,3	4.5	4,3	4,5	5,4	4,8	5,0	5,0
% zur linken Hälfte	13,7	14,7	14,1	16,4	16,1	15,0	13,9	15,9
Brust . . . . kg	3,2	3,6	3,2	2,8	4,0	4,1	4,2	3,6
% zur linken Hälfte	10,2	11,7	10,5	10,2	11.9	12,8	11,7	11,5
Bauch . . . . kg	1,2	1,5	1,1	0,9	1,4	1,4	1,6	1,1
% zur linken Hälfte	3,8	4,9	3,6	3,3	4,2	4,4	4,5	3,5

V. Ausschlachtungsergebnisse

Aus jeder der 8 Versuchsgruppen wurden 2 Kälber mit einer im Gruppendurchschnitt liegenden Entwicklung geschlachtet und nach den vorliegenden Richtlinien bewertet. Ein Auszug aus diesen Ermittlungen ist in Tabelle 17 wiedergegeben. Die aufgetretenen Variationen bei den Schlachtgewichten entsprechen der Entwicklung, die sich zwischen den Gruppen ergeben hat. An Besonderheiten ist zu erwähnen, daß bei den Kälbern der jeweiligen Gruppe IV (Heringsölemulsion) ein Geruch des Fleisches nach Fisch festgestellt werden konnte. Die Lebern hatten einen diesbezüglichen Geschmack, obwohl sie durchaus genießbar waren.

VI. Zusammenfassung

1. In der Versuchswirtschaft Oberholz wurden im Sommer/Herbst 1955 Kälberaufzuchtversuche in 2 Versuchsreihen durchgeführt. Zur Aufstellung kamen je Versuchsserie 4 Gruppen, die jeweils 6 Kälber enthielten. Letztere (männlich) wurden angekauft, wodurch eine Zusammenstellung der Gruppen in wenigen Tagen gesichert war.

2. In der Aufgabenstellung kamen Fragen einer eingeschränkten Vollmilch- bzw. Milchfettverabreichung zur Untersuchung. Der sich ergebende energetische Ausgleich sollte durch ein entsprechend zusammengesetztes Kraftfutter erreicht werden. Für die notwendige Vitaminzufuhr wurden als diesbezügliche Träger Citosan der Firma H. Michelsen, Hamburg, und Fischölemulsion, hergestellt aus Heringsabfällen durch die Firma Fr. Jahn, Leipzig, genommen bzw. sollte ihre Wirksamkeit zur Untersuchung kommen.

3. Folgende Versuchsanordnung wurde gewählt:
(Futtermenge je Kalb/Tränkperiode)

	I.	II.	III.	IV. Gruppe	
Versuchsreihe 1					
Vollmilch (3,5%)	343,0	238,0	238,0	238,0	kg
Milchfett	12,005	8,330	8,330	8,330	kg
Versuchsreihe 2					
Vollmilch (3,5%)	231,0	182,0	182,0	182,0	kg
Milchfett	8,085	6,370	6,370	6,370	kg

Den Kälbern aller Gruppen wurde Wiesenheu gleicher Qualität zur beliebigen Aufnahme vorgelegt. Das ebenfalls innerhalb der Versuchsreihen für alle Gruppen gleiche Kraftfutter ist bei zu starker individueller Aufnahme während der letzten Versuchswochen auf 2,0 kg begrenzt worden.

Die jeweiligen Gruppen I und II bekamen keinen Vitaminausgleich. Den Gruppen III wurde Citosan gegeben sowie das von der gleichen Firma hergestellte Ramikal (Mineralstoffgemisch). Als Vitaminquelle der Gruppen IV kam Heringsölemulsion zur Verwendung.

4. Die Zunahmen betrugen während einer 13-wöchigen Versuchszeit (durchschnittl. tägliche Zunahme vom 10. Lebenstag bis 13. Woche):

	I.	II.	III.	IV.	Gruppe
Versuchsreihe 1	792	750	836	621	g
Versuchsreihe 2	900	783	994	774	g

Die absoluten Zunahmen lassen eine Bewertung der durchschnittlichen Wochenzunahmen zwischen den Versuchsreihen kaum zu. Innerhalb derselben zeigen die Citosan-Ramikalkälber jeweils die höchsten Zunahmen, während die Versuchstiere mit Heringsölemulsion in ihrer Entwicklung nur bedingt befriedigten. In der ersten Versuchsreihe erbrachte eine Verabreichung des Fischöls ab 10. Lebenstag Schwierigkeiten bei der Verträglichkeit, die bei 2 Kälbern zum Ausfall führten. Auch bei einem späteren Beginn der Gaben (22. Lebenstag) in der zweiten Versuchsserie zeigt die Heringsölemulsion nicht die erwartete Wirkung (Gruppe II ohne Ausgleich 783 g Zunahme, Gruppe IV mit Fischöl 774 g Zunahme).

5. Die Aufnahmen an Kraftfutter waren besonders gut in der Versuchsreihe 2. Unterschiede zwischen den Gruppen ohne Wirkstoffausgleiche und variierender Milchfettgaben konnten in beiden Versuchsreihen nicht zur Feststellung kommen. Das zur Verfügung gestellte Heu entsprach infolge des ungünstigen Erntewetters 1955 nicht der gewünschten Qualität.

6. Die Körperentwicklung der Versuchstiere, gemessen an den fortlaufend abgenommenen Körpermaßen, entsprach der in den Lebendgewichtszunahmen ausgedrückten Entwicklung. Die größten Unterschiede innerhalb der Versuchsserien ergaben sich auch hier zwischen den jeweiligen Citosan-Ramikal- und Fischölemulsionsgruppen.

7. Die Futterverwertung stellte sich folgendermaßen dar:

Gruppe	*Versuch* 1				*Versuch* 2			
	Aufwand pro Tag in g		pro kg Zunahmen erforderlich		Aufwand pro Tag in g		pro kg Zunahmen erforderlich	
	v. E.	St. E.	v. E.	St. E.	v. E.	St. E.	v. E.	St. E.
I	334	1382	422	1746	359	1346	399	1495
II	333	1277	444	1703	360	1301	460	1661
III	338	1315	404	1573	381	1408	383	1417
IV	321	1209	518	1948	343	1208	443	1559

8. Bei der durchgeführten Ausschlachtung waren die Fischölkälber nicht frei von einem Geruch des Fleisches nach Fisch. Die Lebern der Versuchstiere hatten einen schwachen diesbezüglichen Beigeschmack.

VII. Literaturverzeichnis

[1] BRÜGGEMANN, J., ZUCKER, H.: Fütterungsversuch mit Aureomycin an Schlachtkälbern. Futter und Fütterung, 52 (1955) S. 413—414.

[2] BRÜGGEMANN, J., ZUCKER, H.: Kälberaufzuchtversuch mit geringsten Vollmilchmengen und einem antibiotica-haltigen Beifuttermittel. Futter und Fütterung, 53 (1955) S. 421—423.

[3] BRÜGGEMANN, H.: Biologisch aufgewertetes Milchpulver für Aufzucht und Mast von Kälbern. Futter und Fütterung, 49 (1955) S. 390—391.

[4] BÜNGER, H.: Wieviel Vollmilch braucht man zur Kälberaufzucht? Futter und Milch, H. 2 (1943).

[5] COMBERG, G.: Kälberaufzucht mit fettarmer Vollmilch, ein Beitrag zur Jugendentwicklung des Rindes. Archiv für Tierernährung, *1* (1951) S. 307—320.

[6] CURTO, G.: Ergebnisse der physiologischen und zootechnischen Untersuchungen über die Methode Usuelli-Piana zur Verwendung von Magermilch für die Ernährung der Kälber. Archiv für Tierernährung, *2* (1952) S. 270—279.

[7] DINKHAUSER: Die Aufzucht der Kälber mit fettarmer Vollmilch. Forschungsdienst, *17* (1944) Heft 1.

[8] DINKHAUSER: Die Gewinnung und Eignung fettarmer Futtermilch für die Kälberaufzucht. Landwirtschaftliche Tierzucht (1943).

[9] GRASHUIS: Kälberaufzucht bei eingeschränkter Vollmilchgabe. Referat Tierzüchter *5* (1953) S. 494.

[10] JACOBSEN: Die Wirkung der Vitamin A Karotin-Aufnahme bei jungen Kälbern. Züchtungskunde *25* (1953) S. 43.

[11] KIRSCH-SPLITTGERBER: Vollmilcheinsparung in der Kälberaufzucht. Futter und Fütterung, 11 (1950).

[12] KLAGES, D.: Neuzeitliche Kälber- und Jungviehaufzucht. Verlag Th. Mann, K.-G., Hildesheim (1953).

[13] KRÜGER, L.: Über Versuche mit hohen Gaben von Lebertran-Emulsion. Futter und Fütterung, 50 (1955) S. 398—401.

[14] KRÜGER, L., LÜSSE, W.: Aufzucht und Mast von Kälbern mit verschieden hohen Gaben Vollmilch. Futter und Fütterung, 52 (1955) S. 414—418.

[15] LASSITER, C. A.: Antibioticis as growth stimulants for Dairy cattle: a review. Journ. of Dairy Science Vol. XXXVIII Nr. 10, S. 1102—1138. (Referat von FINKE in Futter und Fütterung 56 (1955) S. 452).

[16] LENKEIT, W.: Einführung in die Ernährungsphysiologie der Haustiere. Verlag Ferdinand Enke, Stuttgart (1953).

[17] SCHMIDT, J., KLIESCH, J.: Vergleichende Kälberaufzuchtversuche mit verschieden hohen Vollmilch- und Magermilchgaben. Züchtungskunde, *6* (1941) S. 210.

[18] SCHMIDT, J., KLIESCH, J.: Weitere Kälberaufzuchtversuche mit niedrigen Vollmilchgaben. Züchtungskunde, *18* (1943) S. 114.

[19] SUBRILIN, A. A.: Die Rolle der Vitamine in der Tierzucht. Deutscher Bauernverlag, Berlin, 1951.

[20] VOGEL, H.: Vollmilcharme Kälberaufzucht mit Kodruna-Beifütterung. Referat Tierzüchter, H. 3 (1955) S. 71.

[21] WOLFF, W.: Ein Versuch zur Frage der tbc-freien Kälberaufzucht mit Trockenmagermilch. Futter und Fütterung, 52 (1955) S. 418—420.

Eingegangen am 24. 4. 56

Aus dem Forschungsinstitut für Tierernährung und Futterbau der Tschechoslowakischen Akademie der landwirtschaftlichen Wissenschaften, Brno, Abt. für Tierernährungsphysiologie (Direktor: Dr. HERZIG)

MILADA PROKŠOVÁ

Einfluß des verschobenen Fütterungsrhythmus auf das Kaninchenblutbild in einem 24stündigen Tageszeitraum

I. Einleitung und Übersicht der Literatur

Das Blut und die Lymphe stellen den Haupttransportweg der Nahrungsbestandteile und anderer lebenswichtiger Stoffe zwischen einzelnen Organen vor. Besonders das Blut reagiert durch seine morphologischen und chemischen Bestandteile sehr empfindlich und oft auch sehr schnell auf dic Anlässe aus der aufgenommenen Nahrung. In dieser Hinsicht bietet die Erforschung der Änderungen der Blutzusammensetzung der Nutztiere weitreichende Möglichkeiten für das genaue Verfolgen des Stoffwechsels dar.

Alimentäre Einflüsse erweisen sich durch Änderungen, die einerseits morphologische, anderseits chemische Bestandteile des Blutes betreffen. Wir folgen hier dem Einfluß der Nahrung auf morphologische Bestandteile des Blutes, und zwar auf ihr weißes Blutbild, denn – wie es schon bekannt ist – im akuten Versuche spiegeln sich die alimentären Einflüsse im weißen Blutbilde, während das rote Blutbild vor allem durch langfristige Einflüsse (z. B. Vitaminmangel) beeinflußt wird.

Beim Studium der Änderungen der gesamten und differenzialen Leukozytenzahl im Peripherieblute der Wienerischen weißen blauäugigen Kaninchen (PROKŠOVÁ 1956 b) wurde festgestellt, daß die Gesamtzahl der Leukozyten binnen 24-stündigem Tageszeitraum regelmäßigen Ausschlägen mit zwei Maximen (um 0 Uhr und um 12 Uhr), und zwei Minimen (um 3 Uhr und um 21 Uhr) unterliegt, welche im direkten Zusammenhange vor allem mit den Änderungen in der absoluten Lymphozytenzahl stehen, und nur in geringem Maße mit den Änderungen in der absoluten Pseudoeosinophilenzahl. Andere Leukozytentypen (d. h. Monozyten, Eosinophilen und Basophilen) nehmen wegen ihrer sehr kleinen Zahl an den Änderungen der gesamten Leukozytenzahl nicht in bedeutenderem Maße teil, und sie selbst stellen unter gegebenen Versuchsvoraussetzungen keinen individuellen, beweiskräftig feststellbaren 24stündigen Rhythmus dar. An diese Ergebnisse schloß sich das zweite daraus folgende Problem: lassen sich die festgestellten Änderungen im weißen Blutbilde des Kaninchens durch das Verschieben des Rhythmus des Futterreichens beeinflussen? Mit Rücksicht darauf, daß das gelöste Teilproblem eigentlich die Vorbereitungsetappe zu den eigenen Erforschungen aus der alimentären Hämatologie in kurzfristigen Versuchen vorstellt, war es nötig, noch die technische Forderung der maximalen Zeitspanne der studierten Änderungen immer auf 8 nacheinander folgende Tage und Nächte zu beschränken.

In dem Schrifttum gibt es nicht viele Berichte über den Einfluß der Nahrung auf das weiße Blutbild des Kaninchens. So bewiesen BRINKENHOFF und TYZZER (1902) eine digestive Leukozytose in 1 bis 6 Stunden nach der Fütterung bei den Kaninchen, die eine Hungerperiode durchgemacht haben. Die Zunahme der Leukozytenzahl bewegte sich in den Grenzen von 16 bis 76%, und ihr Höhepunkt wurde binnen der ersten Stunden nach der Futteraufnahme erreicht. CHENG (1930) beschrieb digestive Leukozytose in 3 bis 5 Stunden nach der Fütterung bei den Kaninchen, die länger als 12 Stunden hungerten. Intensität und Dauer der digestiven Leukozytose wurden durch Verlauf der 24stündigen Spiegelkurve der gesamten Leukozytenzahl wesentlich beeinflußt und waren bei einigen Tieren verschieden. CHENG meint, daß das Schwanken der Leukozytenzahl im Laufe des Tages die digestive Leukozytose vermindern oder ganz annullieren kann, je nach dem zu welcher Tageszeit die Futteraufnahme stattfand. Hatten die Kaninchen freien Zutritt zum Futter, wurde keine digestive Leukozytose festgestellt. D'ERAMO (1948) stellte in seinen Versuchen mit 16 Tieren fest, daß bei allen Kaninchen die Futteraufname einen Aufstieg der Leukozytenzahl verursachte, der durch das Steigen der Pseudoeosinophilenzahl verursacht worden ist. WIRTH (1950) führt an, daß BREUSCH (ohne nähere Zitation) bei Kaninchen im Laufe der Verdauung Leukozytose festgestellt hat. WIESNER (1953) verfolgte die Folgen des Futterreichens nach 23stündigem Hungern bei 12 Kaninchen und kam zur Schlußfolgerung, daß die Futteraufnahme bei Kaninchen keine Änderungen in der gesamten Leukozytenzahl hervorruft, daß sich aber die Wirkung in der Änderung der Vertretung der relativen Lympho- und Pseudoeosinophilenzahl erweist. Bei hungernden Tieren fand er nämlich eine hohe relative Lymphozytenzahl und eine niedrige relative Pseudoeosinophilenzahl. Nach dem Füttern stieg der Prozent der Pseudoeosinophilen, dagegen sank die relative Lymphozytenzahl, zuerst allmählich, nach zwei Stunden schneller, das Minimum wurde nach 4 bis 5 Stunden erreicht. 6 Stunden nach der Futteraufnahme begann die relative Lymphozyten- und Pseudoeosinophilenzahl wieder zu den Ausgangswerten zurückzukehren. WIESNER ist deswegen der Meinung, daß es bei Kaninchen gelungen sei, digestive Lymphopenie und Pseudoeosinophilie zu beweisen.

LIESEGANG und VOGEL (1954) studierten die Wirkung des Futterreichens nach 3 bis 5 tägigem Hungern und stellten fest, daß bei Kaninchen im Laufe der Hungerperiode eine leichte Leukopenie entsteht, der nach der Fütterung eine deutliche, durch das absolute Steigen der Lymphozyten und der Pseudoeosinophilen verursachte Leukozytose folgt, wobei sich ihre gegenseitige Beziehung im Grunde nicht ändert. RIEDER (1892) dagegen bemerkte die digestive Leukozytose bei den Kaninchen nicht und urteilt, daß sie bei den Pflanzenfressern überhaupt nicht vorkommt. SCHULZ (1893) führt an, daß sich die Kaninchen, wie andere Pflanzenfresser, unter normalen Bedingungen im Zustande „der steten Verdauung" (bei freiem Zutritt zum Futter) befinden und daß daher die Futteraufnahme keine Leukozytose hervorruft. Derselben Meinung ist auch FUCHS (1937), die auch beim Wechseln des Sommer- und Winterfutters keine Unterschiede in der Zusammensetzung des weißen Blutbildes des Kaninchens bemerkte. KLIENEBERGER und CARL WALTER (1910) haben keine Unterschiede in der Zusammensetzung des weißen Blutbildes der satten und der hungrigen Kaninchen gefunden. Auch CASEY (1940) bemerkte bei den Kaninchen keine Kennzeichen der digestiven Leukozytose.

Aus der angeführten Übersicht ist sichtbar, daß das Problem der Wirkung der Futteraufnahme bis jetzt noch nicht gelöst ist, obgleich ihm viel Aufmerksamkeit gewidmet wurde.

II. Methodik und Versuchsdurchführung

Für unsere Untersuchungsarbeiten haben wir Kaninchen als Versuchsmaterial gewählt. Es haben uns dazu hauptsächlich die Gründe geführt, daß die Kaninchen nicht nur Pflanzenfresser und Nutztiere, sondern daß sie auch den Paarhufern verhältnismäßig nahe verwandt sind. Die Kaninchen werden nämlich in dem modernen zoologischen System in eine selbständige Ordnung Lagomorpha eingereiht, deren Selbständigkeit durch Präcipitationsreaktionen bestätigt worden war (MOODY, COCHRAN, DRUGG 1949). Durch diese wurde festgestellt, daß die Seren der Angehörigen dieser Ordnung bedeutend abweichend von den Seren der eigentlichen Nagetiere (Rodentia) sind, daß aber die Seren der Paarhufer ihnen die verwandtesten sind. Das bestätigt die ältere Ansicht GIEDLY's, daß zwischen den beiden Ordnungen eine bedeutende morphologische „Ähnlichkeit" besteht.

Wir benützten Wienerische weiße blauäugige Kaninchen, und zwar unträchtige Häsinnen und kastrierte Männchen im Alter von 4 bis 7 Monaten und von 3 kg Durchschnittsgewicht. Die Tiere stammten aus unserer eigenen Institutsaufzucht und wurden vordem noch zu keinem Versuche benutzt. Die Gewichtsunterschiede zwischen einzelnen Tieren waren gering, im Rahmen der normalen Variabilität, so daß diesbezüglich alle Gruppen einander gleich kamen. Nach der Beendigung des Versuches wurden im Ganzen 17 Kaninchen geschlachtet und bei keinem von ihnen wurden in den inneren Organen pathologische Änderungen oder Symptome der Infektion (z.B. Coccidiose u. ähnl.) gefunden. Die benutzten Tiere waren nahe verwandt – alle Versuchstiere hatten denselben Vater und waren Nachkommen dreier Weibchen, die als Mutter mit zwei Töchtern verwandt waren –, also auch in der genetischen Hinsicht war das Material sehr ausgeglichen.

Die Tiere, auf beiden Ohren mit tätowierten Zahlen bezeichnet, wurden 14 Tage vor dem Versuchsbeginn und während des ganzen Versuches in Gruppen von 12 Individuen in zwei benachbarten Kaninchenställen untergebracht. Jeder Kaninchenstall wurde bei Tage von 7 Uhr früh bis 19 Uhr abends durch 100 W-Glühlampe beleuchtet, die auf der Brettdecke des Stalles befestigt und durch einen Drahtkorb geschützt war, um in beiden Kaninchenställen gleichmäßige Beleuchtung binnen 12 Stunden täglich zu erreichen. Dadurch sollte aus dem Versuche ein möglicher Einfluß der Tagesbeleuchtung ausgeschlossen werden. Die Versuchstiere wurden wenigstens einen Monat vor dem Versuchsbeginn an der Standartdiät gehalten. Das Futter wurde ihnen dreimal täglich in gleichmäßigen Intervallen gereicht, und zwar in der Frühe (um 7 Uhr) das Heu von Luzerneklee und Gras (immer 80 g auf ein Tier), zu Mittag (um 13 Uhr) Kartoffelgemisch (50 g) und Weizenkleie (10 g) mit Zugabe von Kochsalz und abends (um 19 Uhr) wieder Heu (60 g) und Hafer (40 g). Zwei Stunden nach dem Futterreichen wurden unverbrauchte Futterüberreste aus den Kaninchenställen beseitigt. Anfangs, in der Vorbereitungszeit vor dem Versuche, waren die unverbrauchten Futterreste groß genug (besonders die vom Heu und teilweise auch vom Hafer), aber später haben sich die Tiere an die verkürzte Fütterungszeit gewöhnt, sodaß während des Versuches das Futter binnen zwei erwähnten Stunden vollständig verbraucht war, bis zeitweise auf geringe Heureste. Nach der Beendigung der Morgenfütterung wurde den Tieren Wasser gereicht. Vor dem Versuchsbeginn wurden die Tiere dressiert, um sich an die an den Versuchen beteiligten Arbeiter zu gewöhnen. Dadurch haben wir erreicht, daß es bei der Durchführung der Blutabnahme zu keiner größeren Aufregung der Versuchstiere kam, die die Versuchsergebnisse beeinflussen konnte.

Alle Versuche, d. h. Blutabnahmen, wurden vom 27. September bis zum 2. November 1954 durchgeführt. Wie schon erwähnt wurde, war das Ziel unserer Arbeit, festzustellen, ob der Verlauf der binnen 24stündigem Zeitraum festgestellten Änderungen im weißen Blutbilde des Kaninchens durch den Fütterungsrhythmus beeinflußt werde. Die Versuche wurden in zwei Gruppen durchgeführt (je 8 Kaninchen), die in oben erwähnten Kaninchenställen untergebracht wurden. Die Kaninchen der Versuchsgruppe wurden dreimal täglich in regelmäßigen Intervallen gefüttert, und zwar um 19 Uhr abends, um 1 Uhr nachts und um 7 Uhr morgens. Der bisherige (ursprüngliche, normale) Fütterungsrhythmus wurde also bei diesen Tieren verschoben und die Kaninchen bekamen die gewöhnliche Morgenration um 19 Uhr abends, die Mittagsration um 1 Uhr nachts und die Abendration um 7 Uhr morgens. Die Fütterungszeiten werden in den Diagrammen durch starke Pfeile auf der Abszisse bezeichnet. Der Pfeil durch *1* bezeichnet, bedeutet Fütterung mit Heu, Pfeil *2* Fütterung mit Kartoffeln und Weizenkleie und Pfeil *3* mit Hafer und Heu. Im nachfolgenden Text wird diese Fütterungsweise als verschobener Fütterungsrhythmus bezeichnet.

Das Blut wurde achtmal binnen 24 Stunden in dreistündigen Intervallen abgenommen. In jedem Intervall wurde die Abnahme nach einer vordem bestimmten Reihe bei einem anderen Versuchstier durchgeführt. Jeder von den beiden Versuchen dauerte acht Tage. Binnen dieser Zeit wurde jedem Tiere das Blut einmal täglich abgenommen und zwar schrittlings um 0, 3, 6, 9, 12, 15, 18 und 21 Uhr. Diesen Fortgang hielten wir für nötig mit Rücksicht auf den in dem Schrifttum angeführten Umstand (KLIENEBERGER und CARL WALTER 1910, CASEY 1940, GRAF und SWENSON 1950, SCHWEIZER 1953, HARM 1954, LOUWERENS und SMELIK 1954), daß durch oftmaligere Blutabnahme das normale Vertreten der morphologischen Blutbestandteile gestört wird und daß es dadurch zum Fehlzeichen der Ergebnisse kommt *).

Das Blut nahmen wir ab durch Anstechen der Marginalvene auf dem Medialrand des rechten, eventuell in einigen Versuchen des linken Ohres, mit der Injektionsnadel. Zur Bestimmung der gesamten Leukozytenzahl benutzten wir die Kölbchenmethode. Sogleich nach der Blutabnahme zur Bestimmung der gesamten Leukozytenzahl wurden Blutausstriche auf Objektträgern hergestellt. Die gesamte Leukozytenzahl wurde in größeren Quadraten (Fläche 1/25 mm^2) von BÜRKERs Hämozytometer festgestellt. Von jeder Abnahme wurden die Leukozyten wenigstens in 288 Quadraten (d. h. auf der Fläche 11,5 mm^2) gezählt. Die Blutausstriche bearbeiteten wir erst nach der Beendigung der eigentlichen Versuche. Zum Färben der Präparate benutzten wir die von WIESNER beschriebene Modifikation des panoptischen Färbens (WIESNER 1953), die sich uns bei den Orientierungsarbeiten mit den Ausstrichen des Kaninchenblutes am besten erwies. Die Differenzialleukozytenzahl stellten wir immer auf zwei Präparaten von jeder Blutabnahme fest mittels der Meanderrechnung aus vier Ausstrichfeldern. In jedem Felde wurden 125 Leukozyten zusammengerechnet, so daß wir in jedem Ausstriche 500 und von jeder Blutabname 1000 Leukozyten bestimmten.

Wie aus dem beschriebenen Fortgang folgt, stellten wir eosinophile Leukozyten nicht durch direktes Rechnen im Hämozytometer fest, denn die Kaninchen-eosinophilen ließen sich nicht mittels der DUNGER' (DUNGER 1910) oder RANDOLPH' (RANDOLPH 1949) -schen Flüssigkeit von den Pseudoeosinophilen unterscheiden.

Die gewonnenen Angaben haben wir der statistischen Auswertung unterworfen. In ihrem Rahmen stellten wir fest den Mittelwert M, die mittlere Abweichung des Mittelwertes (= den mittleren Fehler) σ, die signifikante Differenz t (= FISHER's Test t), die statistische Beweiskraft (= Wahrscheinlichkeit) P (nähere Angaben über die benutzten Auswertungsmethoden siehe FISHER 1948).

*) LOUWERENS und SMELIK 1954 führen z. B. an, daß bei den Blutabnahmen aus dem Schwanz der Ratte in einstündigen Intervallen in kurzer Zeit eine bedeutende Eosinopenie aufkam. GRAF und SWENSON 1950 und HARM 1954 bemerkten bei oftmaligen Blutabnahmen bei Kaninchen Vermehrung der Basophilen, welche bei selteneren Abnahmen gering war, MALVINA SCHWEIZER stellte fest, daß eine Stunde nach der Blutabnahme aus der Ohrvene des Meerschweinchens die Zahl der normonuklearen Leukozyten und Eosinophilen etwa um 30% sank, und dieses Sinken hielt über 3 Stunden an, während die Zahl der polynuklearen Leukozyten unverändert blieb.

(Fortsetzung Heft 6)

FSC
www.fsc.org
MIX
Papier | Fördert
gute Waldnutzung
FSC® C083411

Zeitfracht Medien GmbH
Ferdinand-Jühlke-Straße 7
99095 Erfurt, Deutschland
produktsicherheit@kolibri360.de